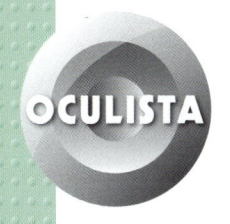

# 編集企画にあたって…

　眼瞼手術の主目的は視機能の改善にありますが，その結果が患者の外見や心理的な満足度にも大きく影響を与えるため，繊細で確かな技術を要求される分野です．特に，内眼手術を控えている症例やドライアイ合併例，小児例，抗血栓薬内服中の症例，再手術症例などのケースでは，治療計画の立案や実際の手術技術が術者のスキルに大きく依存します．このような背景から，本書では眼瞼手術における基礎から応用までの「勘どころ」を網羅的に解説することを目指しました．

　本書は，「視機能」「整容」「再手術」という3つの重要な視点を軸に構成されています．それぞれのテーマにおいて，専門的な知識だけでなく，日常臨床での実践的なアプローチも紹介しています．また，多くの術者が直面する具体的な課題や疑問（手術適応，手術時期，術式，注意を要する症例，周術期管理など）に対し，豊富な症例写真や図表を用いて丁寧に解説することで，読者が即座に臨床に活かせる内容を心がけました．

　本書の企画にあたり，眼形成分野のエキスパートの先生方の協力を得ました．それぞれの執筆者が長年の経験から得た知識や技術を惜しみなく共有してくださったことで，このように充実した内容の書籍を完成させることができました．執筆者の先生方には深く感謝申し上げます．

　この書籍が，日々眼瞼手術に携わる多くの術者にとって，知識を深める一助となり，さらなる技術向上の糧となることを願っています．また，若手の先生にとっても本書が指針となり，自信を持って眼瞼手術に臨む助けとなることを心より期待しております．

　最後に，この企画を支えてくださった出版社の皆様，そして本書を手に取ってくださった読者の皆様に心から感謝申し上げます．

2025 年 1 月

田邉美香

JN219797

# KEY WORDS INDEX

# WRITERS FILE

**今川　幸宏**
（いまがわ　ゆきひろ）

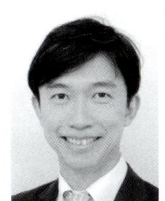

| | |
|---|---|
| 2003年 | 大阪医科大学卒業 |
| | 同大学附属病院眼科 |
| 2006年 | 耳原総合病院眼科 |
| 2008年 | 聖隷浜松病院眼形成眼窩外科 |
| 2010年 | 大阪回生病院眼科 |
| 2017年 | サムソンメディカルセンター留学（韓国ソウル） |
| 2018年 | 大阪回生病院眼形成手術センター，部長 |

**上笹貫太郎**
（かみささぬき　たろう）

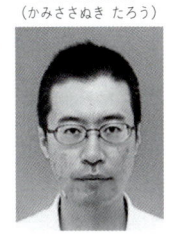

| | |
|---|---|
| 2003年 | 鹿児島大学卒業 |
| | 同大学眼科入局 |
| 2005年 | 鹿児島市立病院眼科 |
| 2007年 | 鹿児島大学眼科 |
| 2011年 | 同大学大学院修了 |
| 2012年 | 聖隷浜松病院眼形成眼窩外科 |
| 2014年 | 鹿児島大学眼科 |
| 2015年 | 同，診療助教 |
| 2019年 | 同，助教 |
| 2022年 | 同，講師 |

**根本　裕次**
（ねもと　ゆうじ）

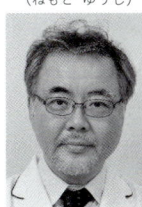

| | |
|---|---|
| 1985年 | 横浜市立大学卒業 |
| | 川崎協同病院，研修医 |
| 1987年 | 横浜市立大学形成外科 |
| 1988年 | 帝京大学眼科入局 |
| 1990年 | 水戸赤十字病院眼科 |
| 1992年 | 帝京大学眼科，助手 |
| 1999年 | 同，講師 |
| 2006年 | 同，助教授 |
| 2008年 | 同，准教授 |
| 2016年 | 日本医科大学眼科，非常勤講師 |
| 2023年 | 同，嘱託医 |

**勝村　宇博**
（かつむら　たかひろ）

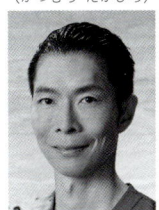

| | |
|---|---|
| 2006年 | 札幌医科大学卒業 |
| 2008年 | 相模原協同病院初期研修了 |
| | 慶應義塾大学医学部附属病院眼科学教室入局 |
| 2009年 | University of Illinois at Chicago（UIC）留学 |
| 2010年 | 埼玉社会保険病院眼科 |
| 2013年 | 聖隷浜松病院眼形成眼窩外科 |
| 2016年 | あだち眼科，副院長 |
| 2021年 | かつむらアイプラストクリニック開院 |

**小久保健一**
（こくぼ　けんいち）

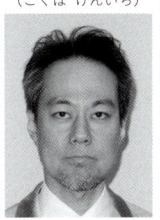

| | |
|---|---|
| 1999年 | 早稲田大学教育学部理学科生物学専修卒業 |
| 2006年 | 昭和大学医学部卒業 |
| 2008年 | 横浜市立大学附属病院形成外科入局 |
| 2009年 | 関東労災病院形成外科 |
| 2011年 | 埼玉成恵会病院手外科研究所 |
| 2012年 | 聖隷浜松病院眼形成眼窩外科 |
| 2013年 | 神奈川県立こども医療センター形成外科 |
| 2016年 | 藤沢湘南台病院形成外科，部長 |
| 2021年 | 横浜市立大学附属病院形成外科 |
| 2023年 | 同大学附属市民総合医療センター形成外科，部長 |

**野間　一列**
（のま　かずなみ）

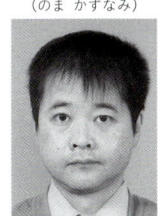

| | |
|---|---|
| 1990年 | 広島大学卒業 |
| | 同大学眼科入局 |
| 1991年 | 県立広島病院眼科 |
| 1995年 | 広島大学眼科 |
| 1998年 | 同大学眼科，助手（学位取得） |
| | マツダ病院眼科，部長 |
| 2000年 | のま眼科医院，院長 |

**嘉鳥　信忠**
（かとり　のぶただ）

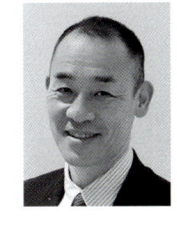

| | |
|---|---|
| 1991年 | 島根医科大学（現，島根大学医学部）卒業 |
| | 昭和大学形成外科学教室入局 |
| 1998年 | 荒尾市民病院形成外科，部長 |
| 2000年 | 榛原総合病院形成外科，部長 |
| 2003年 | 聖隷浜松病院眼形成眼窩外科 |
| 2005年 | 同，部長 |
| 2015年 | 同，顧問（現在） |
| | 大浜第一病院眼形成眼窩外科（現在） |
| 2021年 | 安里眼科涙道・眼形成 |

**城野　美保**
（しろの　みほ）

| | |
|---|---|
| 2018年 | 岩手医科大学卒業 |
| 2020年 | 京都府立医科大学眼科入局 |
| 2021年 | 同大学附属北部医療センター眼科 |
| 2023年 | 同大学眼科 |

**林　憲吾**
（はやし　けんご）

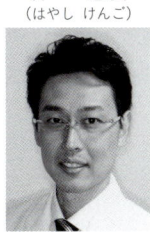

| | |
|---|---|
| 2002年 | 岡山大学卒業 |
| | 東京医科歯科大学眼科入局 |
| 2011年 | 同大学大学院修了 |
| | 聖隷浜松病院眼形成眼窩外科 |
| 2013年 | 東京医科歯科大学附属病院眼科，助教 |
| 2015年 | 横浜桜木町眼科，院長 |

**田邉　美香**
（たなべ　みか）

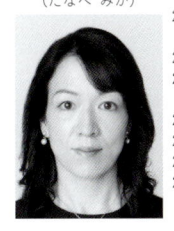

| | |
|---|---|
| 2003年 | 長崎大学卒業 |
| | 九州大学眼科入局 |
| 2005年 | 福岡市立こども病院眼科 |
| 2007年 | 九州大学病院眼科 |
| 2010年 | 聖隷浜松病院眼形成眼窩外科（国内留学） |
| 2011年 | 九州大学病院眼科 |
| 2016年 | 同，助教 |
| 2019年 | 日本眼腫瘍学会，理事 |
| 2021年 | 日本眼形成再建外科学会，理事 |

**松田　弘道**
（まつだ　ひろみち）

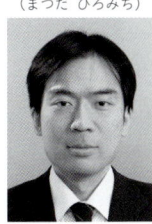

| | |
|---|---|
| 2004年 | 東京慈恵会医科大学卒業 |
| 2006年 | 同大学眼科学講座入局 |
| 2012年 | 愛知医科大学眼形成外科留学 |
| 2019年 | 東京慈恵会医科大学眼科学講座，講師 |
| 2020年 | まつだ眼科形成外科，院長 |

# 眼瞼手術の勘どころ
## ―視機能・整容・再手術―

編集企画／九州大学助教　田邉美香

# CONTENTS

Monthly Book
# OCULISTA
編集主幹／高橋 浩　堀 裕一

No.143 / 2025. 2 ◆目次

「OCULISTA」とはイタリア語で眼科医を意味します．

# ここからスタート！
# 眼形成手術の基本手技

**編集**　鹿嶋友敬
今川幸宏
田邉美香

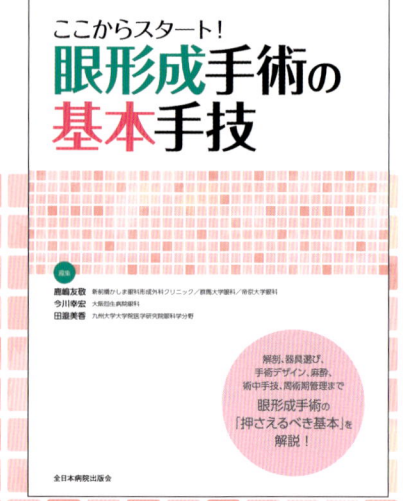

SAMPLE

**眼**形成手術に必要な器具の使い方、症例に応じた手術デザインをはじめ、麻酔、消毒、ドレーピングを含めた術中手技の実際を、多数の写真やシェーマを用いて気鋭のエキスパートが解説！
これから眼形成手術を学んでいきたい眼科、形成外科、美容外科の先生方にぜひ手に取っていただきたい1冊です。

## CONTENTS

1　眼瞼を知る
　A．眼瞼の解剖／B．（上眼瞼）眼瞼ごとの違い
2　器具の選び方
　A．眼瞼手術　器械一覧／B．挟瞼器の使い方／C．バイポーラの選び方
3　眼瞼の手術デザイン
　A．上眼瞼
　　皮膚弛緩／多重瞼　など
　B．下眼瞼
　　下眼瞼・内反症のデザイン：先天性睫毛内反症　など
　C．デザイン時の注意点
4　麻酔をマスターする
　A．麻酔薬の種類と手術に応じた選択／B．局所麻酔投与位置／C．注入の仕方　など
5　消毒のしかた
6　ドレーピング
　眼瞼手術における覆布の選び方　など
7　切開のコツ
　メスの選び方と使い分け　など
8　剥離のしかた・組織の見分け方
　眼輪筋と眼窩隔膜の剥離／上眼瞼挙筋腱膜の切開のしかた／挙筋腱膜とミュラー筋の剥離のしかた／眼窩隔膜の切開のしかた　など
9　止血を極める
　出血点見極めのコツ　など
10　縫合
　縫合糸の種類　など
11　周術期管理
　術後クーリングと圧迫は必要か？／手術終了時のドレッシングについて　など

**B5判　オールカラー　184頁**
**定価8,250円（本体7,500円＋税）**
**2018年1月発行**

ここからスタート！
眼形成手術の基本手技

編集
鹿嶋友敬　新前橋かしま眼科形成外科クリニック／群馬大学眼科／昭安大学眼科
今川幸宏　大阪回生病院眼科
田邉美香　九州大学大学院医学研究院眼科学分野

解剖、器具選び、手術デザイン、麻酔、術中手技、周術期管理まで**眼形成手術の「押さえるべき基本」を解説！**

全日本病院出版会

全日本病院出版会
〒113-0033 東京都文京区本郷3-16-4　Tel:03-5689-5989
www.zenniti.com　　　　　　　　　　　　　Fax:03-5689-8030

MB OCULI. No. 143 : 1－12, 2025

特集／眼瞼手術の勘どころ─視機能・整容・再手術─

# 眼瞼疾患と視機能

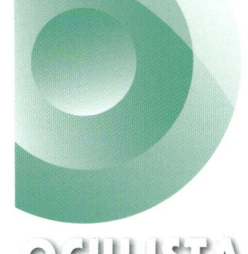

野間一列*

**Key Words :** 眼瞼下垂(blepharoptosis)，睫毛内反症(epiblepharon)，眼瞼内反症(entropion)，挙筋群(levator complex)，下眼瞼牽引筋腱膜(lower eyelid retractors : LERs)，下眼瞼下制筋前転法(lower eyelid retractors advancement : LERs advancement)，lateral tarsal strip procedure(LTS 法)，前眼部光干渉断層計(anterior segment optical coherent tomography : AS-OCT)，高次収差(higher order aberrations : HOAs)

**Abstract :** 眼瞼下垂手術や内反症手術は，眼瞼の位置や向きを変えることにより視機能の改善をはかることを目的とする一方，手術による惹起乱視などの弊害も生じる．ことに眼瞼下垂手術においては，腱膜を大量前転した場合に強い直乱視をきたすことがあり，直接視機能の低下につながる．また，小児の下眼瞼睫毛内反症は屈折異常弱視の原因ともなりうるため，手術加療を必要とする．眼瞼下垂手術，内反症手術により生じる術後角膜形状変化について掌握することは，白内障手術や ICL などの屈折矯正手術を行う際に重要となることは言うまでもない．

## はじめに

眼形成外科手術の主目的は視機能の改善にある．しかしながら，術後視機能の変化について関心をもつ眼科医および形成外科医は多くはない．眼瞼下垂手術後は外観は良好であっても，視力低下をはじめとした視機能の低下を訴えることがある．眼瞼下垂手術後の惹起乱視により視機能の低下をきたすと考えられているが，その原因については不明な部分が多い．今回，眼瞼下垂(偽眼瞼下垂を含む)と眼瞼(睫毛)内反症について，術後に生じうる視機能(屈折，視野)の変化について筆者の考えを述べる．

## 眼瞼手術と視機能の変化

### 1．眼瞼下垂

### 1）眼瞼下垂による視機能低下

眼瞼下垂では下垂した上眼瞼による上方視野欠

損を自覚する．加えて，下垂した上眼瞼による眼瞼圧により，角膜乱視が生じ，視力低下の原因になることがある．中間透光体の混濁を有する症例では，眼瞼下垂によるピンホール効果で視力が保たれている場合があり，稀に眼瞼下垂術後に視力低下を訴えることがある．

### 2）眼瞼下垂手術後の屈折変化

眼瞼下垂手術は挙筋腱膜，ミュラー筋，その両方をターゲットにしたものに分類される．一般には眼瞼挙筋腱膜前転術，経皮的ミュラータッキング法，眼瞼挙筋群短縮術(挙筋短縮術と同義)，挙筋機能が著しく低下した症例についてのみ前頭筋吊り上げ術が行われる．筆者はフェニレフリン点眼検査による MRD-1 の上昇が 1 mm 未満の症例で，かつまた挙筋機能が 8 mm 未満の症例以外は原則眼瞼挙筋腱膜前転術を選択し，それ以外は眼瞼挙筋群短縮術を行っている．高齢者では通常，乱視軸は倒乱視化している[1]．角膜形状は眼瞼圧の影響を受けるが，眼瞼の位置によってそのひずみパターンが異なるため，眼瞼下垂手術後に角膜

* Kazunami NOMA，〒730-0042　広島市中区国泰寺町 2-4-18　のま眼科医院，院長

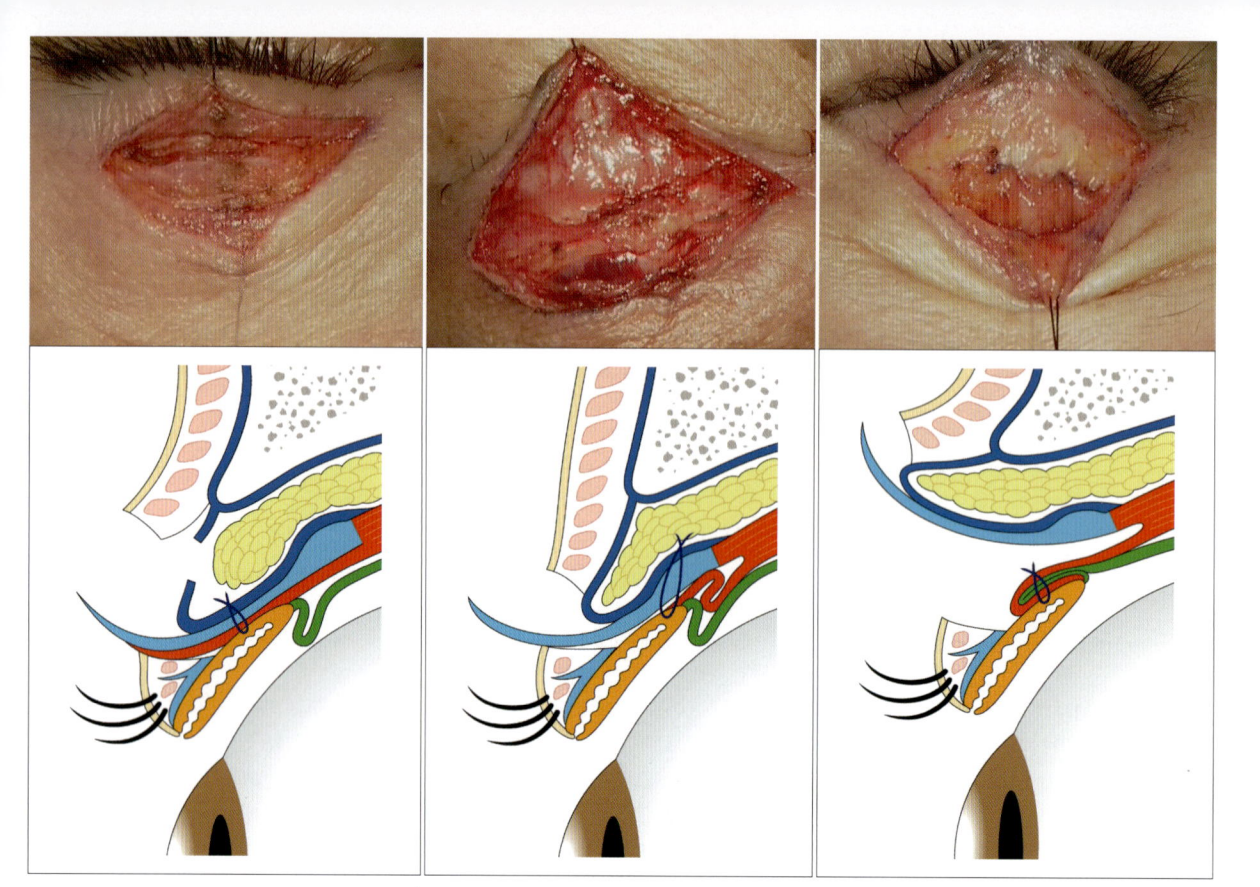

**図 1.** 各種術式における前転組織の瞼板固定のシェーマ
a b c

　a：眼瞼挙筋群短縮術
　b：眼瞼挙筋腱膜前転術
　c：経皮的ミュラータッキング法
（濃青：眼窩隔膜，水色：挙筋腱膜前層，赤：挙筋腱膜後層，緑：上眼瞼結膜）

乱視が変化すると考えられる．また，眼瞼下垂手術後の筋・腱膜の緊張の増加や瘢痕拘縮によって眼瞼圧が上昇することも，角膜乱視変化の要因として推測される．筆者の行った研究[2]では，眼瞼挙筋群短縮術，眼瞼挙筋腱膜前転術，経皮的ミュラータッキング法の順に，術後の角膜乱視度数が増大し，かつ直乱視化する頻度が高かった．これら3つの術式を比較すると，前転する組織の違いに加え，組織の前転量が大きかったことから，これらの違いによって術後角膜乱視の変化に差が生じていると考えられた（図1）．腱膜および挙筋群の前転量が多いほど術後直乱視化する度合いが強い傾向にあることがこの研究で明らかになったため，筆者は術前の屈折を考慮し，術式を選択するようにしている．以下に実際の症例を供覧する．

### ＜症例1＞

　63歳，女性，両）挙筋短縮術後，右側の levator complex を大量前転した結果，強い直乱視を生じた症例（図2）．

　ハードコンタクトレンズ（HCL）装用歴46年の両側眼瞼下垂の症例．術前 MRD-1 は右0 mm，左+1 mm，挙筋機能は両側ともに8 mm，フェニレフリン検査後の MRD-1 は術前と変わらなかったため，両側の挙筋短縮術を施行した．右側から手術を開始したが，ミュラー筋を結膜から10 mm剝離したにもかかわらず，white line より10 mm以上後方の部位で挙筋群（levator complex）を瞼板に前転固定しなければ挙上しなかった．円蓋部結膜に注入した局所麻酔がミュラー筋と連続する上眼瞼挙筋の下枝に及んでしまった結果，術中定量が困難になったと考えられ，閉瞼不全を残した

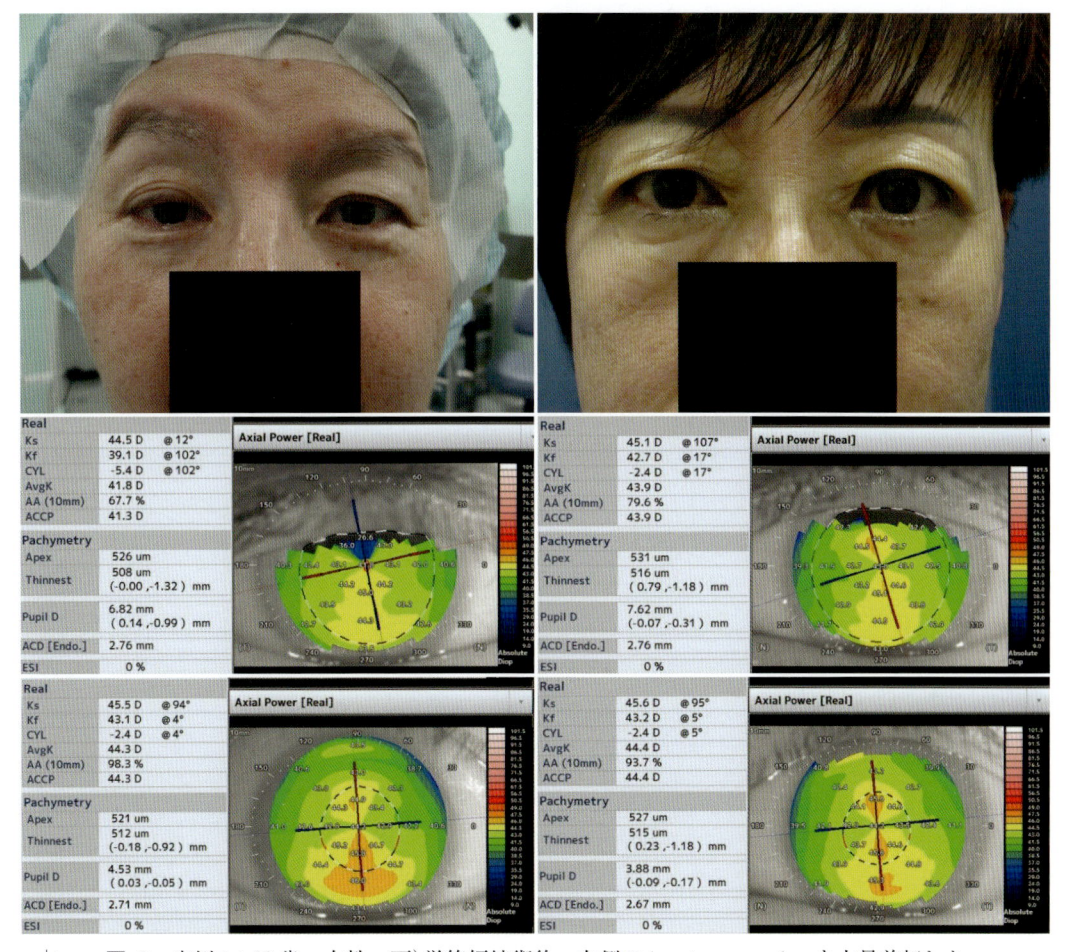

**図 2**. 症例 1：63 歳，女性，両）挙筋短縮術後．右側の levator complex を大量前転した
結果，強い直乱視を生じた症例

術前視力 R. V.＝0.1(1.0× −5.0 D cyl −1.0DA10°)，L. V.＝0.08(1.0× −3.5 D cyl −
2.25DA180°)，術 6 週後 R. V.＝0.1(0.9× −5.0 D cyl −3.0DA10°)，L. V.＝0.1(1.0× −3.0
D cyl −2.25DA180°)と右眼は直乱視増悪による視力低下を生じた．

　　　　　　　　　　a：術前
　　　　　　　　　　b：右）術 12 週後，左）術 6 週後
　　　　　　　　　　c：右）術前角膜形状
　　　　　　　　　　d：左）術前角膜形状
　　　　　　　　　　e：右）術 6 週後角膜形状
　　　　　　　　　　f：左）術 6 週後角膜形状

まま右側のみの手術で終了した．右側の手術 7 日
後，右 MRD-1 は ＋6.5 mm と過矯正の状態と
なっており右側の兎眼は生じたが，強制閉瞼すれ
ば何とか閉瞼可能であった．過矯正となった右側
に対して，眼瞼マッサージを指示し，右手術から
6 週後に hering 効果も期待して，左側の挙筋短縮
術を施行した．結膜円蓋部への麻酔は行わず，前
回同様ミュラー筋を 10 mm 剥離し，white line よ
り 2 mm 後方の部位を瞼板に固定し MRD-1 は 4

mm 程度の状態で左側の手術を終了した．左側手
術から 6 週後の MRD-1 は右 ＋5.2 mm，左 ＋4.5
mm であった．術前視力は R. V.＝0.1(1.0× −5.0
D cyl−1.0DA10°)，L. V.＝0.08(1.0× −3.5D
cyl−2.25DA180°)であったが，術 6 週後は R.
V.＝0.1(0.9× −5.0D cyl−3.0DA10°)，L. V.＝
0.1(1.0× −3.0 D cyl−2.25DA180°)と右眼は直
乱視増悪による視力低下を生じた．右側は挙筋群
を大量前転した結果，強い直乱視をきたしたと考

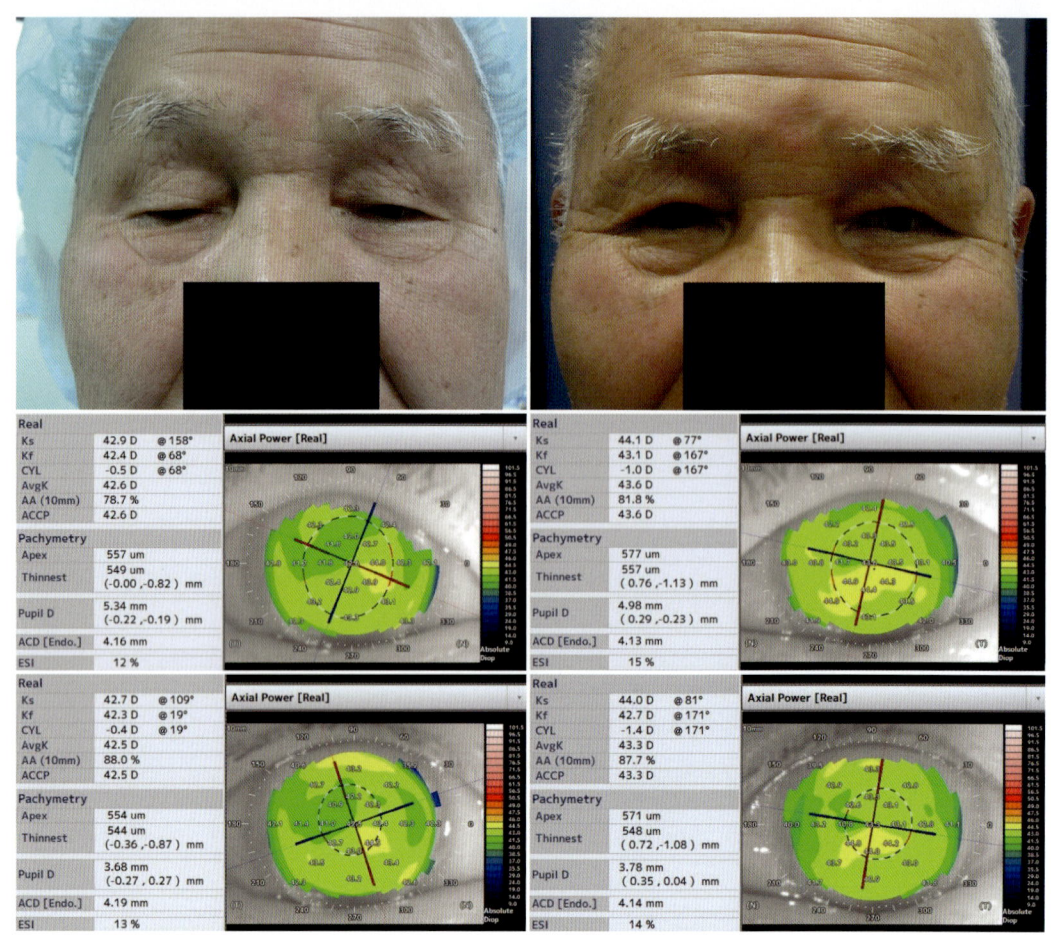

**図 3**. 症例 2：77 歳，男性，両眼白内障術後に眼瞼下垂が出現．挙筋機能が弱く直乱視が
あるため，腱膜を前転しない術式であるミュラータッキング法を施行した症例

| a | b |
|---|---|
| c | d |
| e | f |

術前視力 R.V.＝0.9(1.0×cyl −0.5DA10°)，L.V.＝0.6(0.9×cyl −2.0DA180°)，術 6 週後
R.V.＝0.7(1.2× ＋0.75 D ＝ cyl −1.0DA30°)，L.V.＝0.7(1.0× −0.25 D ＝ cyl −2.0DA180°)．
直乱視の悪化は認めず，術後視力低下の自覚はなかった．

a：術前
b：術 6 週後
c：右)術前角膜形状
d：左)術前角膜形状
e：右)術 6 週後角膜形状
f：左)術 6 週後角膜形状

えられた．

### ＜症例 2＞

77 歳，男性，両)経皮的ミュラータッキング法
を施行後，角膜曲率はほとんど変化しなかった症
例(図 3)．

両眼白内障術後の両側眼瞼下垂．術前 MRD-1
は，両側ともに 0 mm，挙筋能は両側 8 mm，フェ
ニレフリン検査後の MRD-1 は両側とも ＋0.5
mm であった．フェニレフリン検査に反応が乏し
く，かつ挙筋能がやや弱かった．しかし，白内障
術後に直乱視を認めていたため，術後直乱視化を
最小限にする目的で，眼瞼挙筋群短縮術ではなく
経皮的ミュラータッキング法を選択した．ミュ
ラー筋を瞼板上縁から 11 mm の位置までたくし
上げ，瞼板上縁に 2 点固定した．術前視力は R.
V.＝0.9(1.0×cyl−0.5DA10°)，L.V.＝0.6(0.9×
cyl−2.0DA180°)であり，術 6 週後でも R.V.＝
0.7(1.2× ＋0.75D ＝ cyl−1.0DA30°)，L.V.＝0.7
(1.0× −0.25D ＝ cyl−2.0DA180°)で，大きな変
化を認めず眼瞼下垂手術後の視力低下の自覚はな

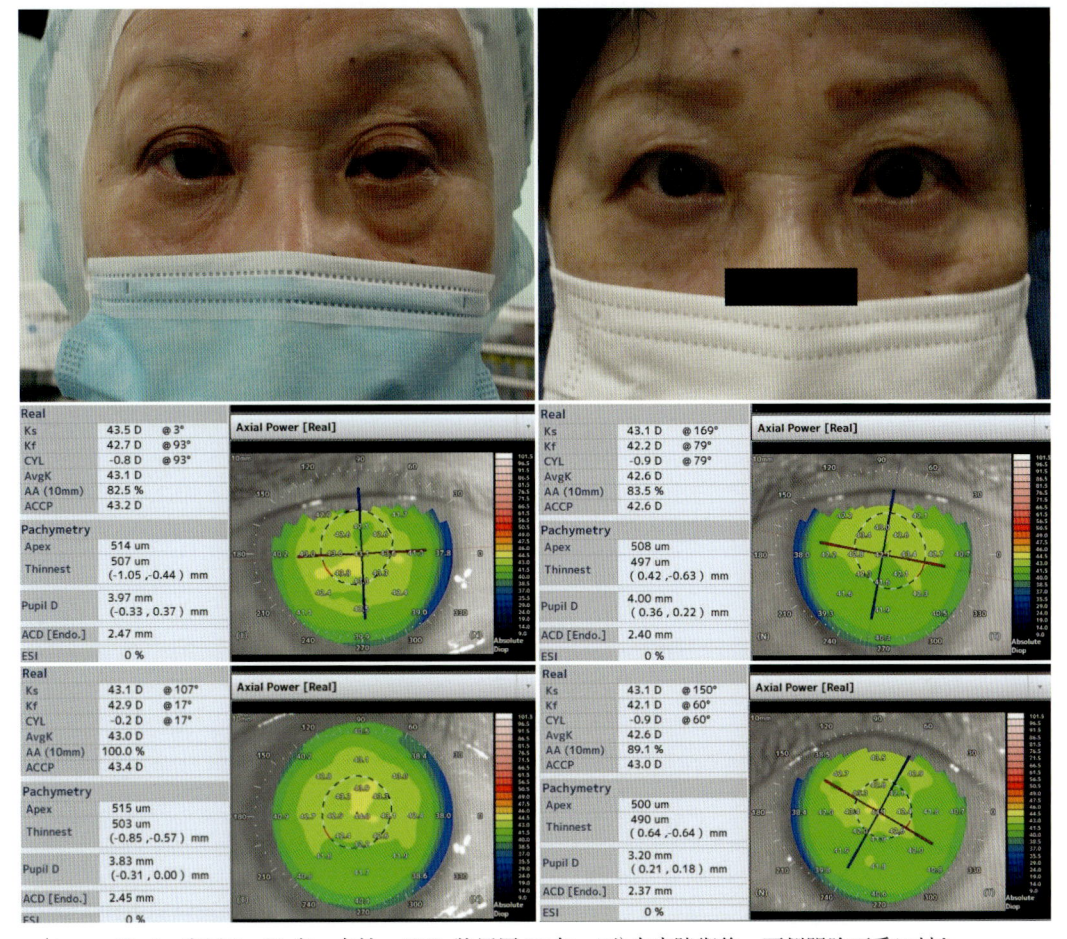

**図 4.** 症例3：66歳，女性，HCL 装用歴 30 年．両)白内障術後．両側眼瞼下垂に対し
挙筋腱膜前転術を施行した症例

右眼の倒乱視がやや強めであったため，右は挙筋腱膜前転術，倒乱視の軽い左は挙筋腱膜
前転術に外角切開を併用した．術前 R. V.＝0.8（1.2× −0.25 D cyl −1.5DA100°），L. V.＝0.5
（1.0× −0.5 D cyl −0.25DA100°），術 6 週後 R. V.＝0.4（1.2× −0.75 D cyl −0.75DA10°），
L. V.＝0.8（1.2× −0.5 D cyl −0.25DA100°）．前転量の多かった右眼の直乱視化は顕著で
あるが，前転量の少なかった左眼は変化がなかった．

a：術前
b：術 6 週後
c：右)術前角膜形状
d：左)術前角膜形状
e：右)術 6 週後角膜形状（外角切開なし）
f：左)術 6 週後角膜形状（外角切開あり）

かった.

### ＜症例 3＞

　66 歳，女性．両側の退行性眼瞼下垂（図 4）．術
前 MRD-1 は右＋1 mm，左 0 mm，挙筋機能は両
側とも 10 mm，フェニレフリン検査後の MRD-1
は右＋2.5 mm，左＋2 mm であった．文献[3]およ
び筆者の経験から，挙筋腱膜の外角（＋内角）を切
開したほうが腱膜の前転量が少なくなることを加

味し，右は挙筋腱膜前転術，倒乱視が軽い左は挙
筋腱膜前転術＋外角切開を行った．右は white
line 後方 4 mm，外角を切開した左は white 直上
の腱膜を瞼板に 3 点固定した．角膜曲率は右は
1.0 D 程度直乱視化したが，外角を切開した左の
乱視はほとんど変化しなかった．術前視力は R.
V.＝0.8（1.2× −0.25 D cyl−1.5DA100°），L. V.＝
0.5（1.0× −0.5D cyl−0.25DA100°）であったが，

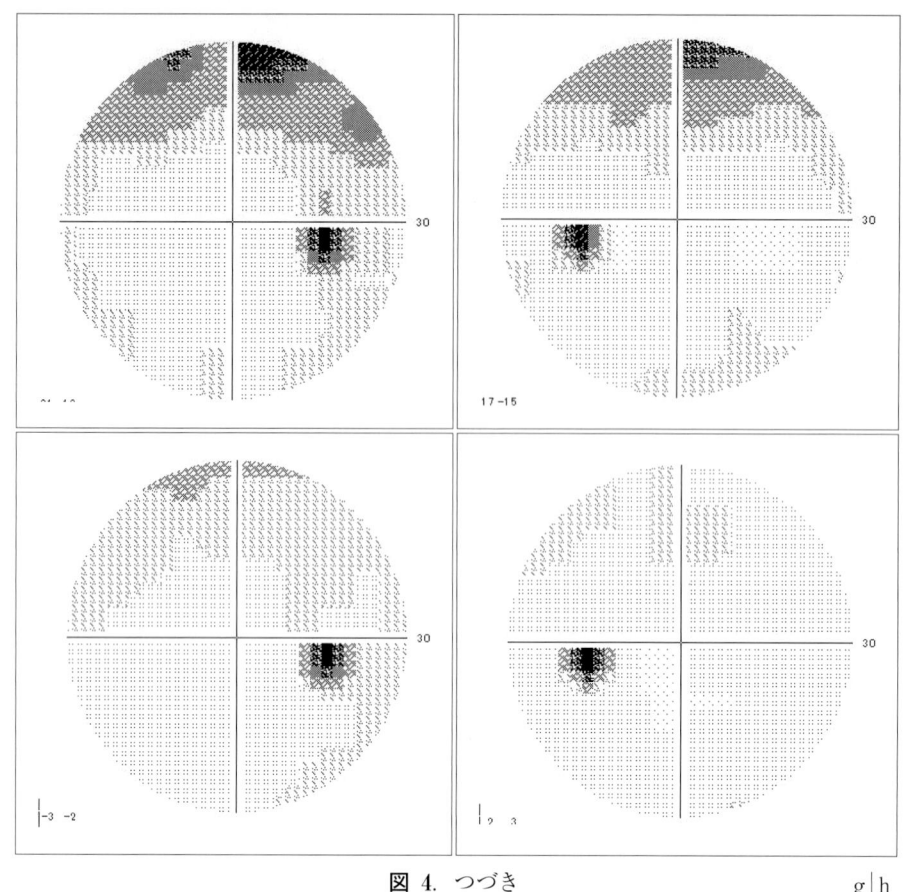

**図 4.** つづき

g ：右）術前視野
h ：左）術前視野
i ：右）術 6 週後の視野
j ：左）術 6 週後の視野

|  |  |
|---|---|
| g | h |
| i | j |

術 6 週後は R.V.＝0.4(1.2×−0.75D cyl−0.75 DA10°)，L.V.＝0.8(1.2×−0.5D cyl−0.25 DA100°)であった.

### 3）眼瞼下垂（および偽眼瞼下垂）手術後の視野変化

眼瞼下垂のみならず，上眼瞼皮膚弛緩症などの偽眼瞼下垂でも弛緩した皮膚が角膜を覆う部分に一致した視野欠損を生じる．眼瞼下垂術後（挙筋腱膜前転術後），眉下皮膚切除後，眉上皮膚切除後に視野欠損が改善した症例を供覧する(図4〜6)．今回症例提示はしていないが，眼瞼下垂のある緑内障患者の視野を正確に評価する目的でも眼瞼下垂手術，偽眼瞼下垂に対する手術は必要である．

### 2．睫毛内反症，退行性下眼瞼内反症

睫毛内反症(epiblepharon)は，睫毛を外反させる lower eyelid retractors(LERs)の皮膚穿通枝の脆弱性および余剰な前葉の瞼縁への乗り上げによって睫毛が内反する疾患で，眼瞼自体の向きは正常である．対して眼瞼内反症(entropion)は，LERs や内・外眥靱帯の退行性の弛緩が原因で眼瞼自体が内反する点で病態が異なる．

### 1）上下眼瞼睫毛内反症による視機能の低下と術後変化[4]

上下眼瞼睫毛内反症では，睫毛の眼表面への接触に伴う異物感や流涙による視機能低下を生じる．さらに，下眼瞼睫毛内反児の 44.2〜53.6％が 1.0 D を超える乱視を有し(82.4％が直乱視)，より若年で術前乱視が強い例は，術後により大きく乱視が減少したと報告されている．さらに睫毛内反児では，屈折異常と弱視の発生率が高く，手術加療とともに眼鏡矯正，弱視治療が必要とされる．また，高次収差(HOAs)も増大し，睫毛内反

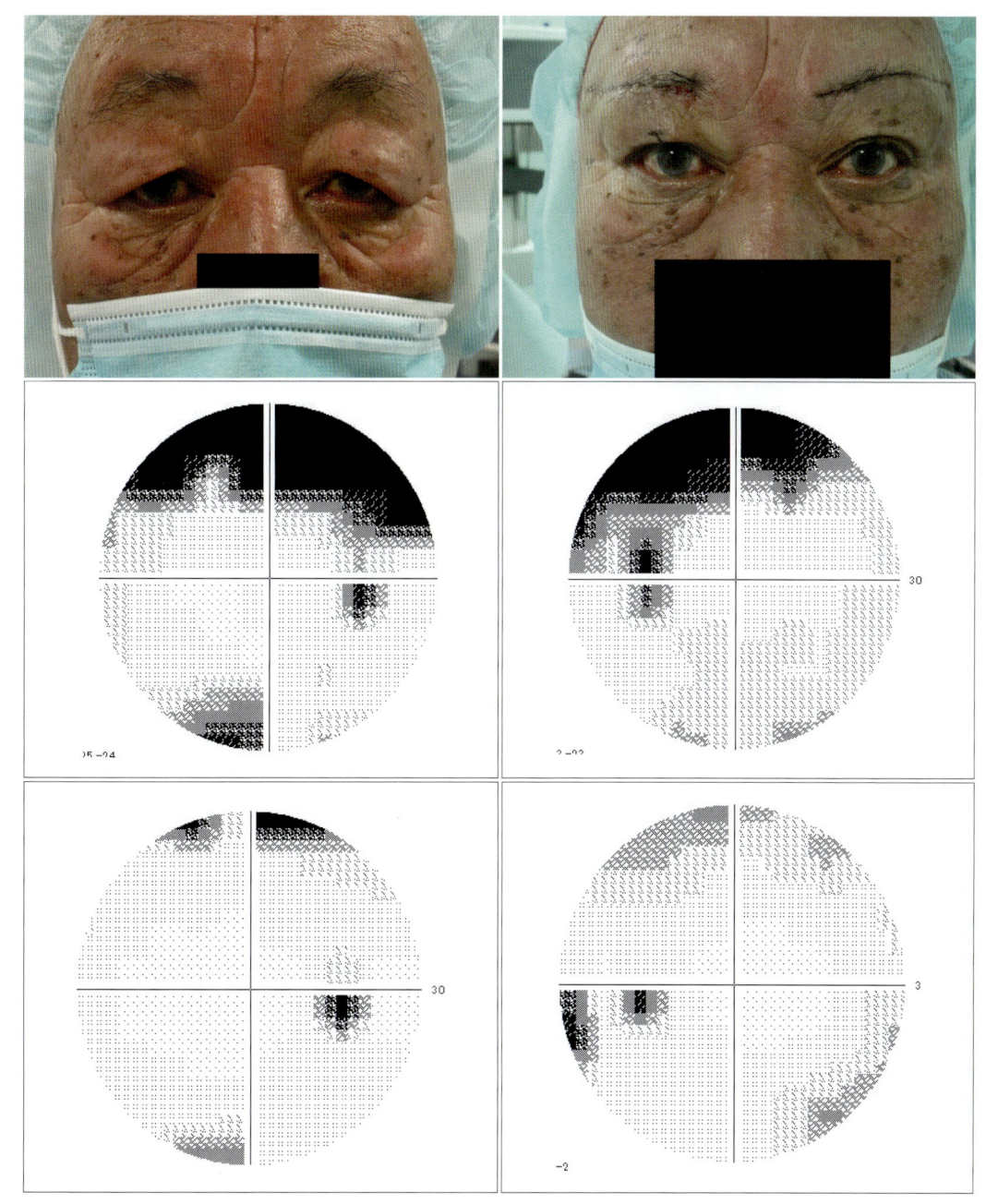

a | b
c | d
e | f

**図 5**. 75 歳，男性，上眼瞼皮膚弛緩症に対し拡大眉下皮膚切除術施行（最大切除幅 18 mm）

a：術前
b：術直後
c：右）術前視野
d：左）術前視野
e：右）術後視野
f：左）術後視野

術後に著しく減少すると報告されている．

このように自然治癒を期待した経過観察ではなく，積極的に手術加療を行うべき症例があり，自覚症状のみならず，他覚的評価が望まれる．睫毛内反症に対しては Hotz 法，Hotz 法（＋LERs 切離）（＋目頭切開）などが行われる．

末岡によると[5]，睫毛内反による角膜上皮障害が高度な症例を前眼部光干渉断層計で形状解析す

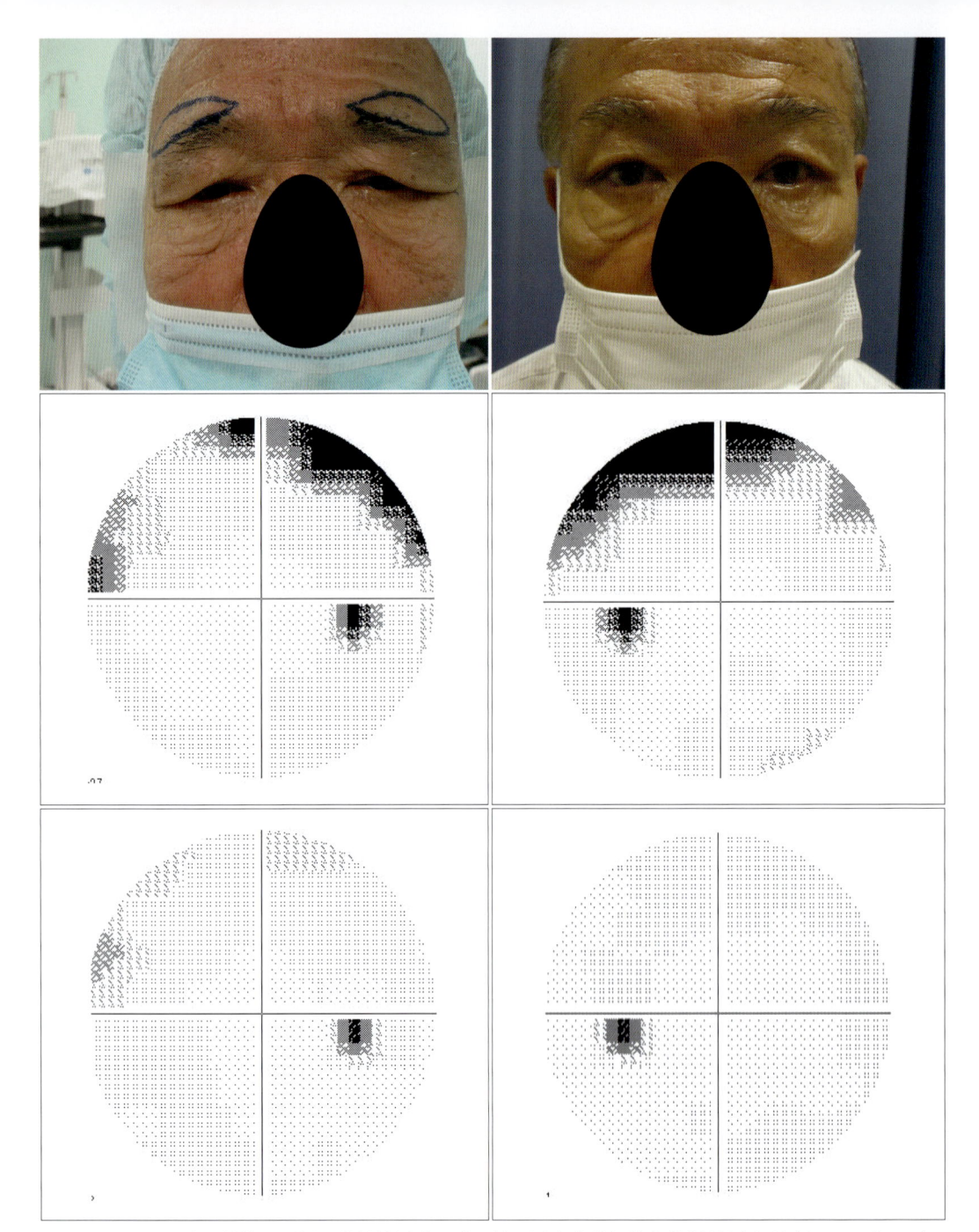

図 6. 76 歳，男性，両側の退行性眉毛下垂に対し眉上皮膚切除術施行（最大切除幅 15 mm）

| a | b |
|---|---|
| c | d |
| e | f |

a：術前
b：術 6 週後
c：右）術前視野
d：左）術前視野
e：右）術後視野
f：左）術後視野

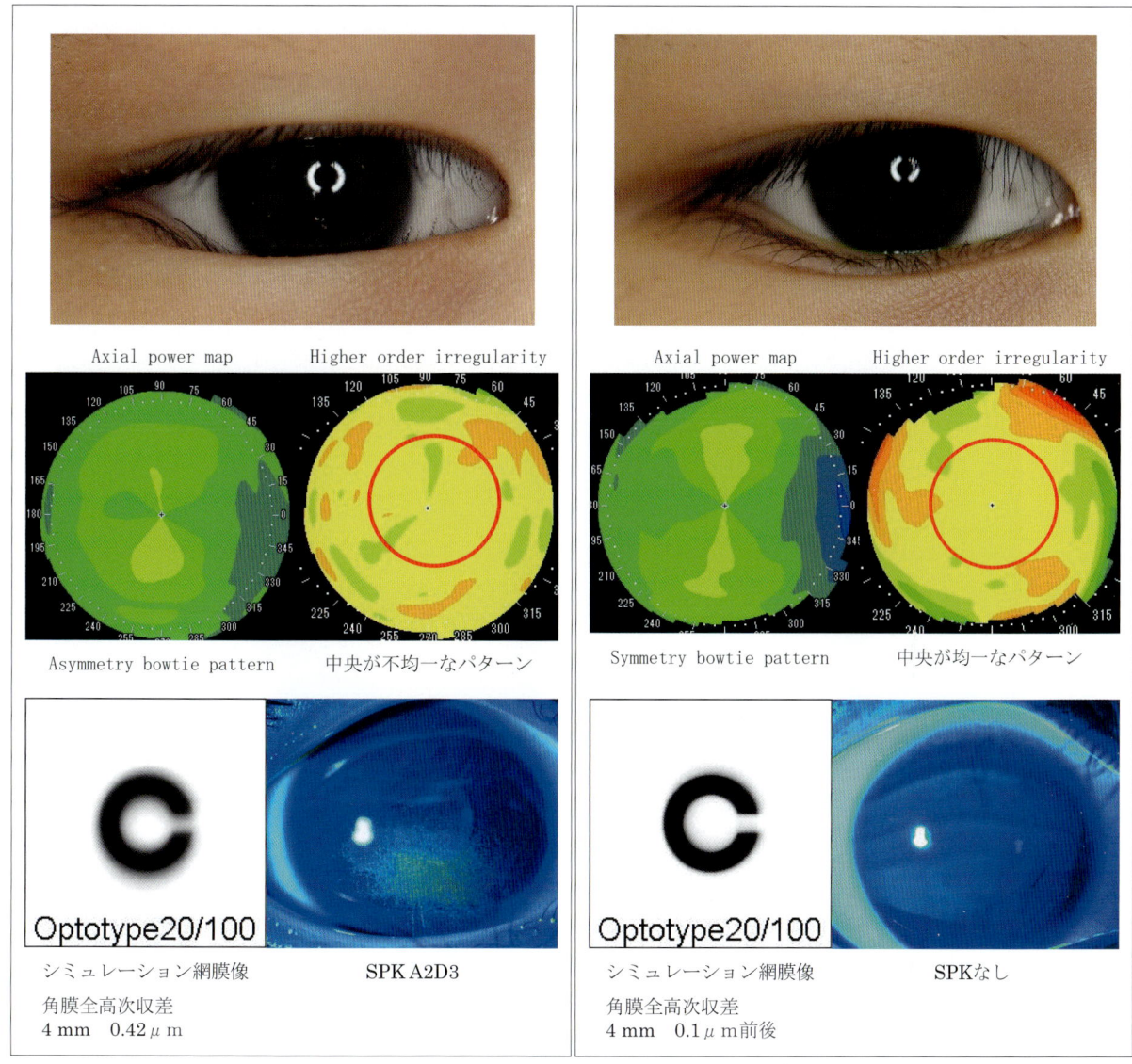

a | b

**図 7**. 7 歳, 男児. 右)睫毛内反症に Hotz 法（LERs 切離併用）施行
a：術前（常時ソフトコンタクトレンズ（SCL）装用）R. V.＝0.6(1.0)×SCL
b：術 6 か月後 R. V.＝0.7(1.2)
　　術後, 角膜中央の不均一性は改善し, 角膜 HOAs は減少している.

（末岡健太郎先生提供：文献 5 より引用）

ると, 上下非対称な asymmetry bowtie pattern を, 高次不正乱視成分をみると中央が不均一なパターンを呈する. 波面収差解析では角膜 HOAs が増大する. 睫毛内反術後に, 角膜形状の上下非対称は上下対象な symmetry bowtie pattern になり, 角膜中央の不均一性を改善する. また角膜 HOAs も減少する（図 7）. 下眼瞼睫毛内反症術後は, 角膜周辺部～輪部付近にかかる眼瞼圧の軽減により倒乱視化することが多い.

上眼瞼睫毛内反症は内反した睫毛が下垂し,「眼前にすだれがかかったような状態」を呈することから睫毛下垂（lash ptosis）と呼ばれることがある. 上眼瞼睫毛内反症術後は視界から睫毛が消失し, 加えて瞼裂（瞼裂高）が開大するため, 視機能も改善する（図 8）.

### 2）退行性下眼瞼内反症による視機能の低下と術後変化

退行性下眼瞼内反症も睫毛内反症同様, 睫毛の

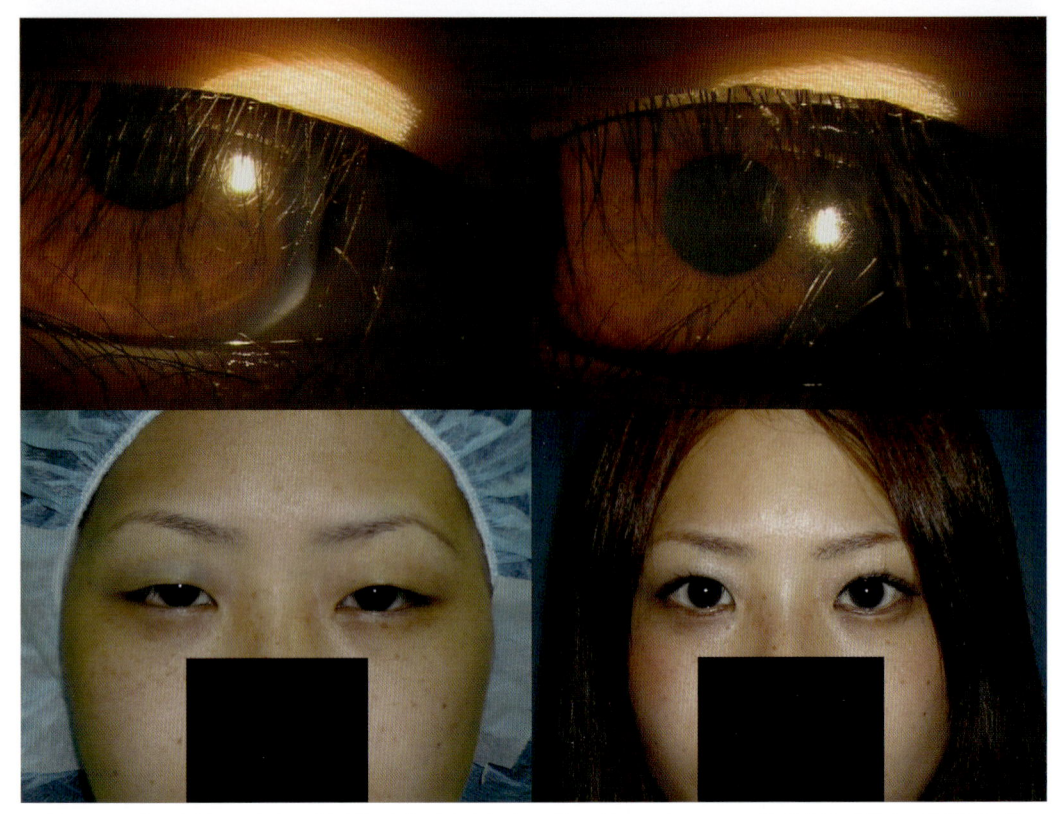

**図 8.** 18歳，女性．両）上下眼瞼睫毛内反症（睫毛下垂）に対し，上下 Hotz 法施行（下眼瞼下制術併用）
「目の前で邪魔していたものがすっかりとれた気がする」（患者談）とのこと

眼表面への接触に伴う異物感や流涙による視機能低下を生じる．手術は LERs advancement（lower eyelid retractors advancement：Jone's 変法または Kakizaki 法と同義），lateral tarsal strip procedure（LTS法），もしくはその両者を併用して行われる．退行性下眼瞼内反症術後は若年者の下眼瞼睫毛内反症術後ほどではないが，倒乱視化する傾向にある（図 9～11）．

### 眼瞼手術と白内障手術のどちらを先に行うべきか？

日本では年間 130 万例以上の白内障手術が行われているが，近年，術後のより良い視機能獲得を目指し「術後乱視を限りなくゼロにする」ことが目的として掲げられている．特に，多焦点眼内レンズ挿入患者においては，術後のわずかな乱視の存在が視機能の低下をもたらし，患者の不満へとつながる．

眼瞼下垂と白内障を同時に合併している患者は相当数存在すると推測される．しかし多くの症例で，眼瞼下垂は見逃されているか，眼瞼下垂手術に先行して白内障手術が施行されている．眼瞼下垂術後に乱視が生じても，その後の白内障手術で乱視矯正眼内レンズを挿入することで乱視はある程度補正が可能である．一方，白内障手術の既往がある患者の眼瞼下垂手術による術後惹起乱視を軽減させるのは容易ではない．白内障手術施行後（特に多焦点眼内レンズ挿入後）の患者に対する眼瞼下垂手術では，眼瞼下垂術後の惹起乱視を最小限にする必要がある．眼瞼下垂と白内障を同時に有する患者においては，喫緊の白内障手術の必要性がない限り眼瞼下垂手術を先に行うべきである．腱膜の前転量を最小限にすることで惹起乱視を抑制できると考え，筆者は可能な限り腱膜の外角切開を併用した眼瞼挙筋腱膜前転術を行うようにしている．経皮的ミュラータッキング法は腱膜を直接前転しないためか，術後惹起乱視が生じにくい．しかしながら他の術式と比較して下垂の再燃が多く，かつまた再燃した場合の手術難易度が高くなることから適応は限られる．

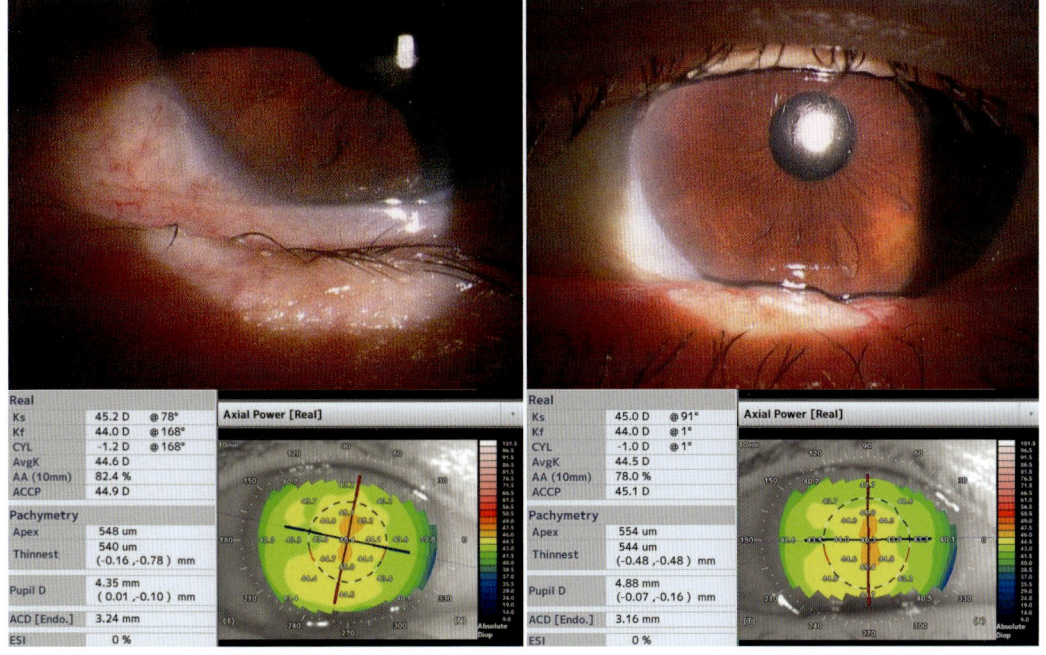

a | b 　**図 9**. 65 歳, 女性. 右)退行性内反症(LERs の弛緩)に対して LERs advancement を施行
角膜形状はわずかに倒乱視化している. (a)術前視力 R. V.＝0.5(0.9×＋1.25 D cyl −
1.25DA160°), (b)術 6 週後視力 R. V.＝0.6(0.9×＋1.25 D cyl −1.25DA165°)とほぼ変化は
なかった.

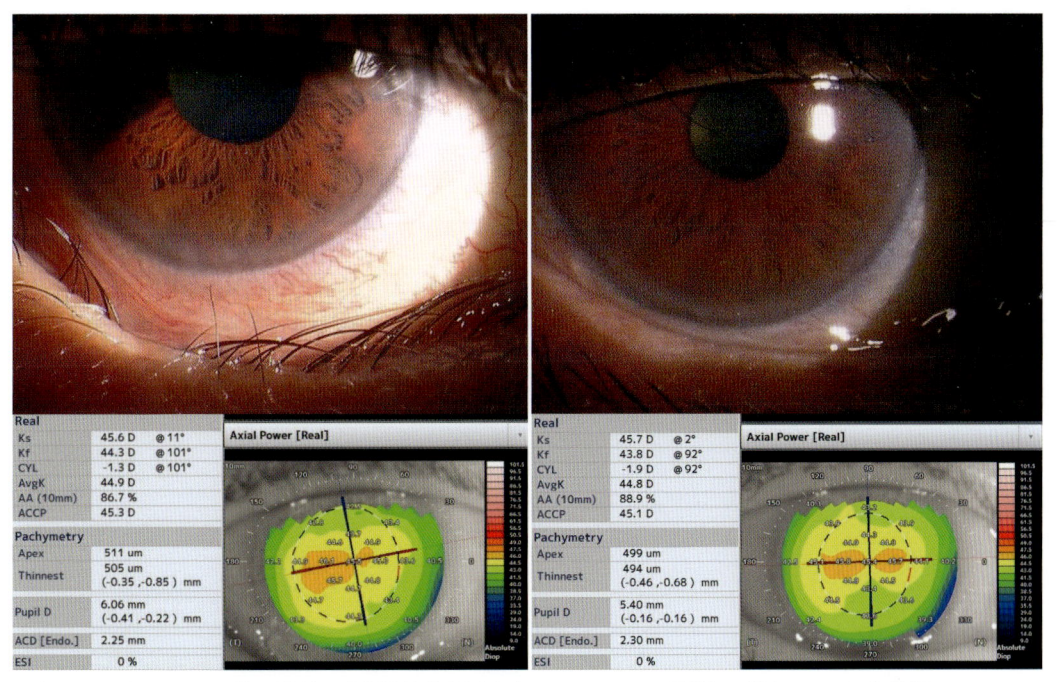

a | b 　　　**図 10**. 83 歳, 男性. 右)退行性内反症(MCT, LCT の弛緩)に対して LTS を施行
角膜形状は倒乱視化している. (a)術前 R. V.＝1.0(1.2×＋1.25 D cyl −1.50DA100°),
(b)術 6 週後 R. V.＝0.9(1.2×＋2.0 D cyl −2.25DA95°)
MCT：medial canthal tendon, LCT：lateral canthal tendon

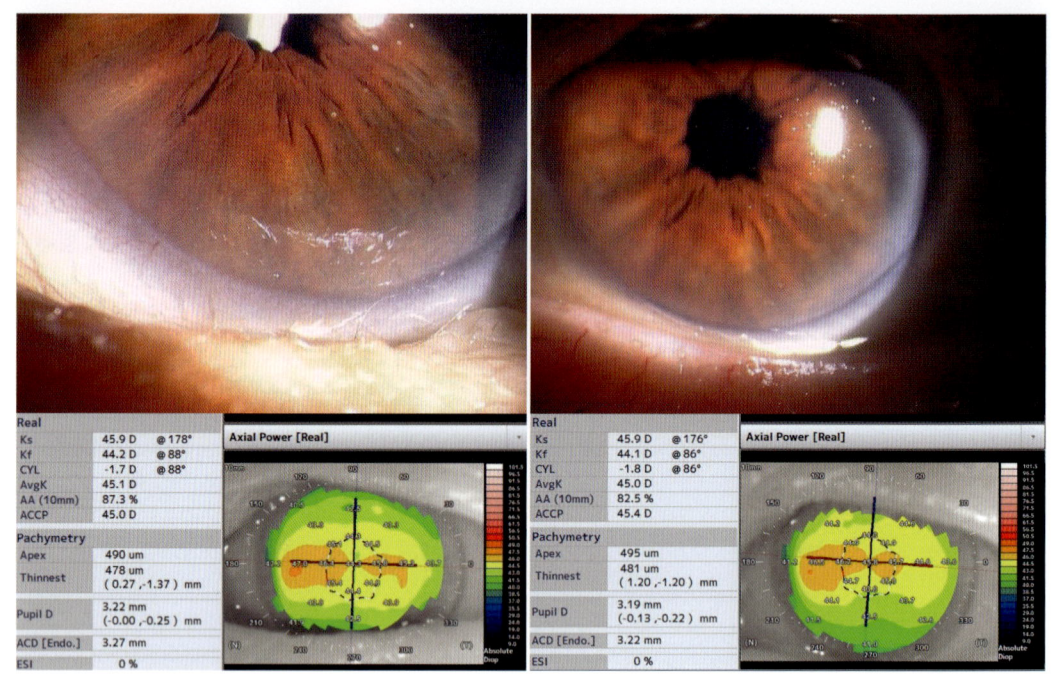

**図 11**. 82歳，男性．左）退行性内反症（MCT，LCT，LERs の弛緩）に対して LTS＋LERs  a｜b
advancement を施行

術後角膜形状はほとんど変化しなかった．(a)術前 R. V.＝1.0(1.2×＋1.0 D cyl −2.0DA90°），
(b)術 6 週後 R. V.＝0.9(1.2×＋1.0 D cyl −2.0DA90°)

## 眼瞼下垂手術(内反症手術を含む)から
## 白内障手術までの期間

　以前，筆者は眼瞼下垂手術から 1 か月後に白内
障手術を施行し，下垂が再燃した苦い経験があ
る．眼瞼下垂手術や内反症手術から白内障手術ま
での期間は，縫合部の瘢痕形成時期を考慮すれ
ば，最低 3〜6 か月は待ったほうがよい．これは白
内障手術に限らず，すべての開瞼器を使用した手
術や処置にも共通して言えることであり，開瞼器
の使用により腱膜や LERs が強制的に伸展され，
瘢痕形成が十分でないために縫合が外れた結果，
再発すると考えられる[4]．

### 文　献

1) 柿崎裕彦：眼瞼下垂がよくわかる本．ブイツーソ
リューション，pp. 56-57，2018.

2) 野間一列：眼瞼下垂手術における術式の違いによ
る術後惹起乱視．形成外科，**62**(3)：268-278,
2019.
*Summary*　眼瞼下垂手術後に生じる乱視につい
て異なる術式で検討した文献.

3) Matuo K：Restrarion of involuntary tonic con-
traction of the levator muscle in patients with
aponeurotic blepharoptosis or Horner syndrome
by aponeurotic advancement using the orbital
septum. Scand J Plast Reconstr Surg Hand
Surg, **37**：81-89, 2003.

4) 野間一列：白内障・緑内障手術後に眼瞼下垂を生
じることがあるのはなぜか？　眼のサイエンス
「眼疾患の謎」．文光堂，pp. 8-9，2010.
*Summary*　白内障手術・眼瞼下垂手術双方とも
経験豊富な筆者による「開瞼器使用後眼瞼下垂」
の発症機序についての推測.

5) 末岡健太郎：下眼瞼の先天睫毛内反に対する切開
法．MB OCULI，**108**：36-44，2022.
*Summary*　下眼瞼睫毛内反症術後に高次収差が
減少したことを示した文献.

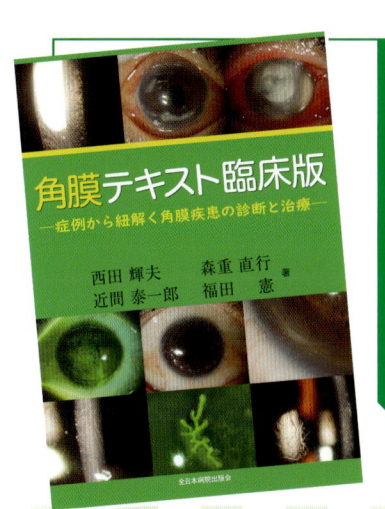

好評

# 角膜テキスト臨床版

詳しい内容はこちら

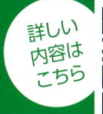

—症例から紐解く角膜疾患の診断と治療—

## 西田輝夫・森重直行・近間泰一郎・福田 憲 著

「西田輝夫の臨床角膜学」がこの一冊に！
角膜専門医のスペシャリスト達が最新知見を元に、
多数の図写真でわかりやすく丁寧に解説！毎日遭遇する
患者さんの診療で何が起こっていると考えるか、どうやっ
て診断するか、そしてどのように治療していくか、その
思考プロセス、ストラテジーの構築ができる一書です。

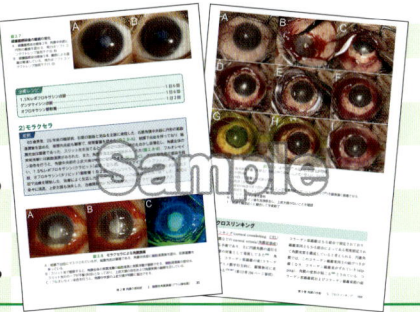

# CONTENTS

2024年9月発行 B5判 216頁 定価11,000円（本体10,000円＋税）

## 全日本病院出版会
www.zenniti.com

〒113-0033 東京都文京区本郷 3-16-4 Tel:03-5689-5989
Fax:03-5689-8030

MB OCULI. No. 143：14−21, 2025

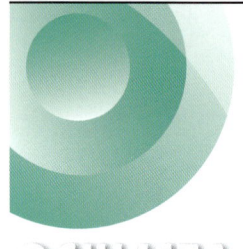

# 眼瞼下垂手術とドライアイ

林　憲吾*

**Key Words :** 眼瞼下垂手術(ptosis surgery)，ドライアイ(dry eyes)，涙液(tears)，瞬目(blink)，閉瞼不全(eyelid closure failure)

**Abstract :** 加齢性眼瞼下垂に対する手術は，高齢化社会に伴い，今後さらに増加することが予想される．眼瞼下垂手術は様々な方法があるが，どの術式においても，オキュラーサーフェスへの影響は起こりうるものである．本稿では眼瞼下垂手術後のドライアイについて解説する．

## はじめに

眼瞼下垂は，挙筋群の伸展や菲薄化，挙筋群の脂肪変性や欠損などにより挙筋機能が低下することが原因である．高齢化社会に伴い，加齢性眼瞼下垂の症例は今後さらに増加することが予想される．

眼瞼下垂手術後に一時的にドライアイが発症する，あるいは悪化することは，しばしば経験する．術前後の眼表面の評価，特に点状表層角膜炎（superficial punctate keratopathy：SPK）の有無を確認することは重要である．術前に明らかなドライアイを認めた場合，ドライアイに対する点眼治療などを優先すべきである．また，手術内容についても，術後長期間にわたる重度な閉瞼不全を残すような手術を行わないよう，開瞼幅の増加のみではなく，オキュラーサーフェスへの影響も考慮した手術方法を患者に応じて選択する必要がある．

本稿では，①目標とする術後の瞳孔中央から上眼瞼縁までの距離（margin reflex distance-1：以

下，MRD），②挙筋腱膜前転法とミュラー筋タッキングのドライアイの比較，③眼瞼下垂手術後のドライアイの原因，④術後ドライアイが悪化しやすい症例について解説する．

## 術後の目標 MRD

MRD の正常範囲，軽度，中等度，重度下垂の定義は，著書や論文によって若干異なっているが，一般的には，MRD＝3.5〜4.5 mm を正常とし，瞳孔上縁より上方(MRD＝2〜3 mm)を軽度，瞳孔上縁から角膜反射まで(MRD＝0〜1.5 mm)を中等度，角膜反射より下方(MRD＜0 mm)を重度と分類している[1,2]．

筆者は，術後 MRD＝4 mm を標準の目標として術中定量し，控えめにすべき症例には MRD＝3 mm 程度となるように調整している．宮田らのミュラー筋タッキングに関する著書でも，通常の目標 MRD＝3.5〜4.0 mm とし，ドライアイ患者や緑内障点眼患者および高齢者には 1 mm 程度控えめにする方針が示されている[3]．

高齢者における眼瞼下垂手術において，SPK の発生や悪化を予防する具体的な MRD 値として，和歌山県立医科大学の形成外科と眼科のグループからの 2 つの報告がある[4,5]．①術前 SPK のない

* Kengo HAYASHI，〒231-0066　横浜市中区日ノ出町 1-200 日ノ出サクアス 205　横浜桜木町眼科，院長

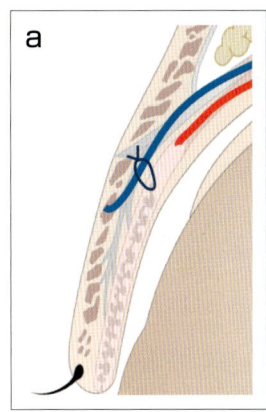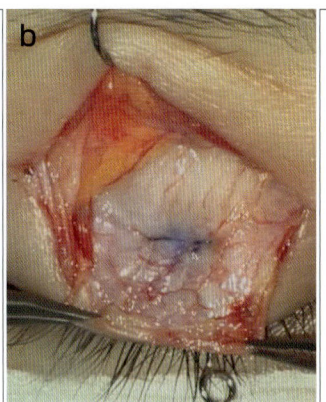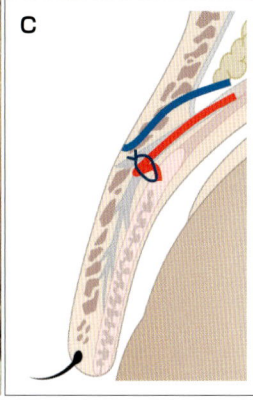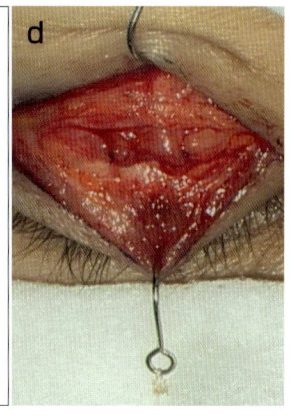

**図 1.** 眼瞼下垂の術式の模式図と術中写真

a：挙筋腱膜前転法の模式図（青線が挙筋腱膜）
b：挙筋腱膜前転法の術中写真．2針で前転固定
c：ミュラー筋タッキングの模式図（赤線がミュラー筋）
d：ミュラー筋タッキングの術中写真．2針で前転固定

症例で，挙筋前転法の術後6か月でのSPKの有無とMRDのROC曲線（receiver operating characteristic curve）から，MRD≧3 mmでSPKが出現する可能性があることから，MRD＜3 mmである必要がある[4]．②手術によるMRDの増加≧2.5 mmで，術後3か月でのSPKの面積と密度スコアが増加するため，MRDの増加≦2.0 mmに抑えることが安全であり，MRD＝2 mmで上方視野35°，MRD＝1 mmで30°と，上方視野制限が日常生活に支障をきたすため，術後のMRD＝2.5 mm程度が適切である[5]．このように，高齢者の眼瞼下垂手術には，術後の適切な眼表面を考慮して，控えめな矯正が安全であると報告している[4][5]．

筆者も，緑内障多剤点眼使用中の患者は，術後早期からドライアイが著明に悪化することが多いため，控えめな矯正となるよう留意している．ただ，通常の加齢性の眼瞼下垂の場合，術後のSPKは，適切な手術を行っていれば瞬目の回復とともに改善するため，術後の一時的なSPKを懸念して，高齢者の全例を低矯正にする必要はないと考えている．

渡辺の報告では，挙筋短縮術後のSPKスコアは，術後1.5か月，3か月では増加を認めるが，6か月後には術前とほぼ同程度へ戻ることが報告されている[6]．さらに，1秒間に1,000フレームの画像を撮影する高速瞬目解析装置で，挙筋短縮術前後の自発性瞬目について検討した研究では，術後

の自発性瞬目は経時的に深く，速くなり，3〜6か月で一定となることが報告されている[6][7]．

## 術式（挙筋腱膜前転法とミュラー筋タッキング）によるドライアイの比較

経皮アプローチの挙筋前転法の代表的な術式として，挙筋腱膜とミュラー筋の間を剝離し，挙筋腱膜のみ前転する挙筋腱膜前転法，ミュラー筋のみ前転するミュラー筋タッキング，挙筋腱膜とミュラー筋の両者を前転する挙筋短縮術がある．

挙筋腱膜前転法は，広く施行されている術式であり，適応範囲も比較的広い．ホワイトラインを基準として，前転量を下垂の程度に応じて調整する（図1-a, b）．下垂の程度が，重症化するにつれ必然的に前転量も多くなる．挙筋腱膜前転時に，腱膜の外角（lateral horn：図2）を減張切開しない場合，硬い腱膜の伸展に制限がかかる状態のまま前転することになる．そのため，前転量が多く必要な場合，長期的に閉瞼不全が残存する可能性がある（図3）．

一方，ミュラー筋タッキングは，経皮アプローチで瞼板を尾側へ牽引した状態で，瞼板上縁から10 mm程度を基準として，前転量を下垂の程度に応じて調整する（図1-c, d）[8][9]．ミュラー筋は柔らかく伸展性がある組織のため，前転量が多い場合でも閉瞼不全が長期的に残存する症例は少ない（図4）．

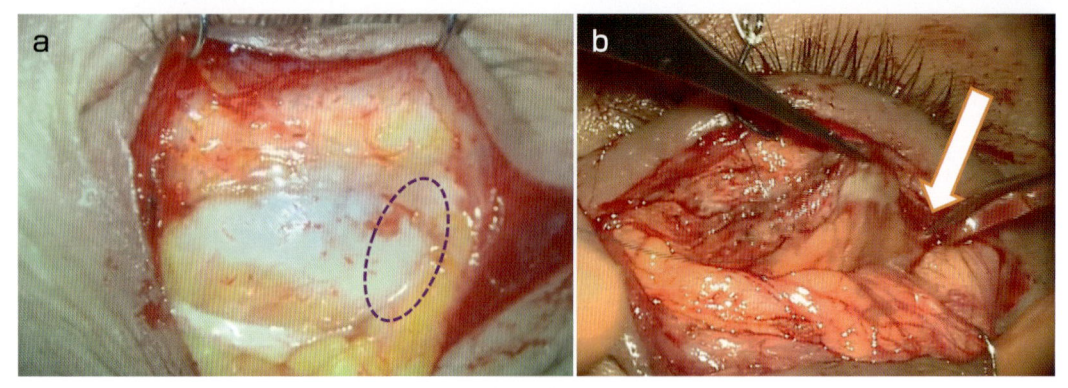

**図 2.** 挙筋腱膜の術中所見
a：挙筋腱膜の外角（lateral horn）を破線で示す.
b：外角（lateral horn）の切離部を矢印で示す.

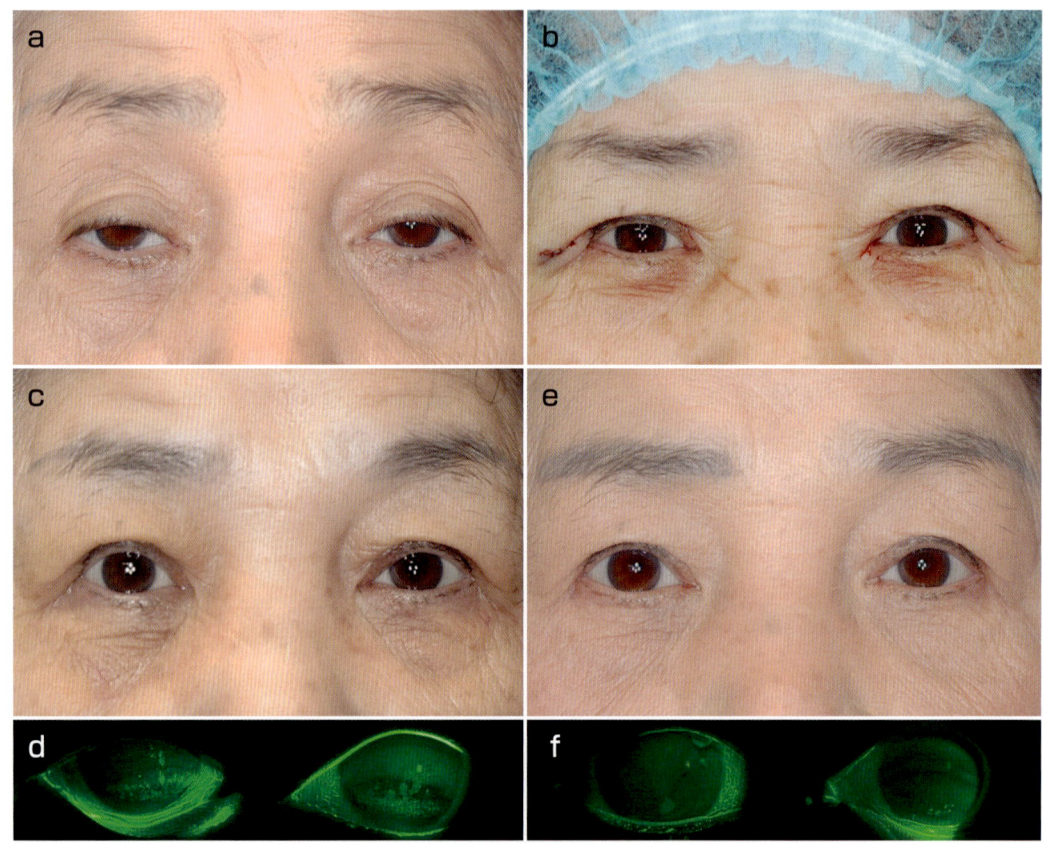

**図 3.** 挙筋腱膜前転法の症例（70 代，女性）
a：術前
b：術直後
c：術後 1 週間
d：術後 1 週間のフルオレセイン染色. SPK が著明である.
e：術後 1 か月
f：術後 1 か月のフルオレセイン染色. SPK が軽減しているが，残存している.

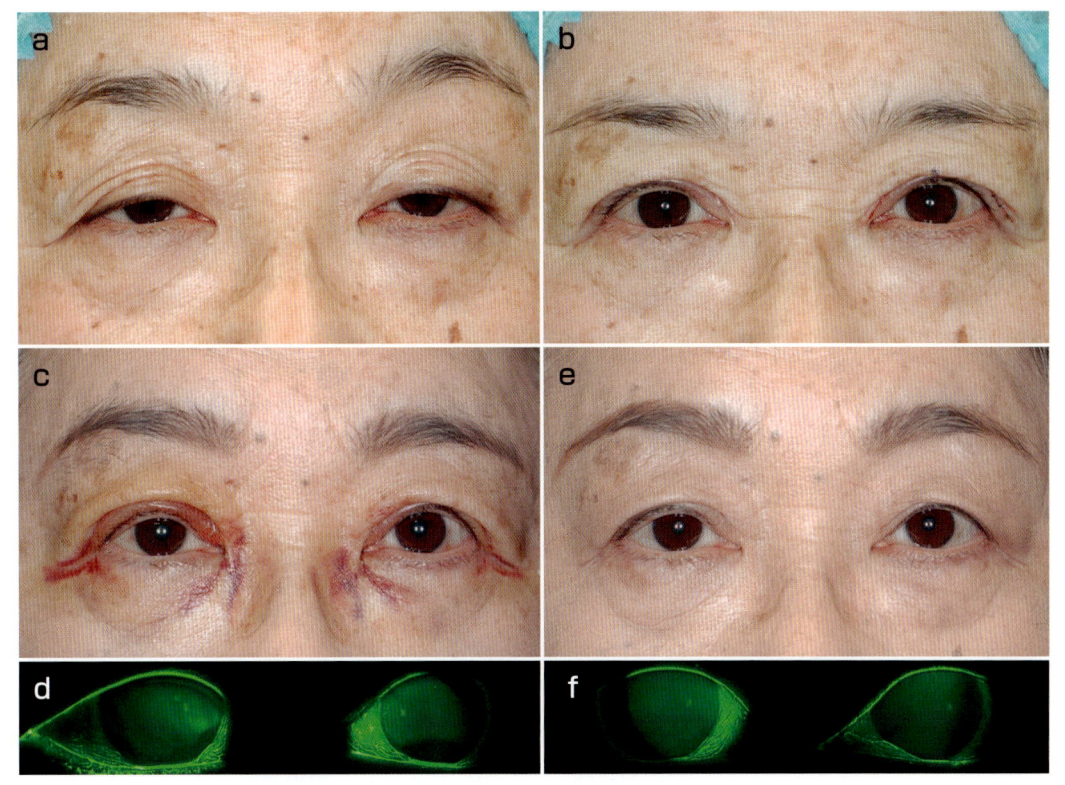

**図 4.** ミュラー筋タッキングの症例(70代，女性)
a：術前
b：術直後
c：術後1週間
d：術後1週間のフルオレセイン染色．SPKはみられない．
e：術後1か月
f：術後1か月のフルオレセイン染色．SPKはみられない．

**表 1.** 両群のSPKの有無の比較

両群とも経過とともにSPKは減少するが，全経過を通じて挙筋腱膜前転法に有意に多く認められた．

| | 術後1週間 | 術後1か月 | 術後3か月 |
|---|---|---|---|
| 挙筋腱膜前転法<br>(n=235) | 136<br>(58%) | 75<br>(32%) | 38<br>(16%) |
| ミュラー筋タッキング<br>(n=208) | 42<br>(20%) | 9<br>(4%) | 3<br>(1%) |

$^{\#}p<0.001$（各列）

$^{\#}$：$\chi^2$検定

　我々の調査では，術前にSPKのない中等度以上の眼瞼下垂で，挙筋腱膜前転法とミュラー筋タッキングを比較したところ，術後1週間でのSPKは，挙筋腱膜前転法で58%と過半数にみられるのに対して，ミュラー筋タッキングでは20%と有意に少なく，その後，両群ともSPKは減少するが，術後3か月の時点で，挙筋腱膜前転法では依然として16%にSPKが残存しており，ミュラー筋タッキングではほぼ全例でSPKは解消してい

た[10]（表1）．SPKの程度をフルオレセイン染色スコア(0〜3点)で定量化すると，術後1週間での平均値は，挙筋腱膜前転法はミュラー筋タッキングより有意に高いスコアで，その後，両群とも減少するが，術後3か月でも有意差は認められた[10]（図5）．

### 眼瞼下垂手術後のドライアイの原因

　眼瞼下垂手術が眼表面へ影響する変化として，

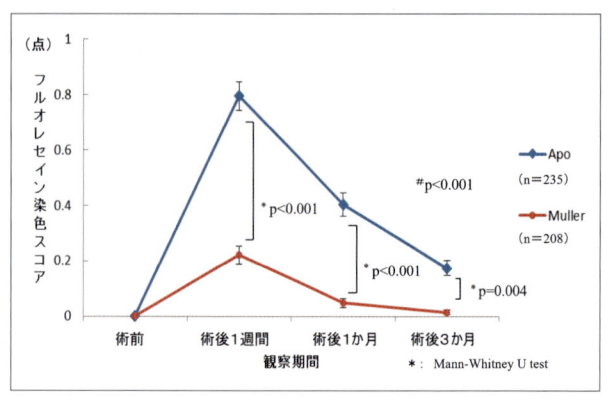

**図5.** 両群のSPKの定量推移（フルオレセイン染色スコア）
術後1週間（p＜0.001），術後1か月（p＜0.001），術後3か月（p＝0.004）ともに有意差あり，全経過を通じて有意差あり（#p＜0.001，repeated measure ANOVA）
Apo：挙筋腱膜前転法，Muller：ミュラー筋タッキング

①涙液貯留量の変化，②瞬目の変化を念頭におく必要がある[7]．

### 1．涙液貯留量の変化（涙液減少）

Watanabeらは，眼瞼下垂に対して挙筋短縮術後の涙液貯留量をメニスコメーターにより測定したデータから，①眼瞼下垂手術により涙液量は減少する，②術前の涙液量が多いほど減少しやすい，③涙液の減少効果は長期間持続する，④術後のMRDと涙液減少率，術後のMRD増加量と涙液減少率は相関しない，以上のことを報告している[11)12]．

このような眼瞼下垂手術後の涙液貯留量の減少する原因としては，開瞼幅の増加に伴う涙液分布面積の増加あるいは閉瞼不全による涙液の蒸発亢進，涙小管ポンプ機能の亢進による涙液減少などが考えられる[13]．

開瞼幅の増加に伴う涙液の蒸発亢進について，Watanabeらの報告では術後MRDやMRD増加量と涙液減少率に相関関係は認めなかったことから，術後の開瞼程度と涙液減少に直接関係はなく，眼瞼下垂手術によりMRDが増加し，瞬目時の閉瞼が深くなることで，上涙小管からの涙液ポンプ機能が増強し，涙液排出量が増加することが最も関与しているものと推察される[12]．

### 2．瞬目の変化（閉瞼不全）

一般的に，眼瞼下垂の術後，一時的に瞬目は浅くなり，軽度の閉瞼不全がみられることがある

が，経過とともに瞬目は回復し，閉瞼不全も解消する．先述のように，挙筋短縮術の術後の自発性瞬目は経時的に深く，速くなり，3〜6か月で一定となることが報告されている[6)7]．

眼瞼下垂の程度が重症化するにつれ，挙筋群の前転量が多くなり，閉瞼不全が生じやすい．閉瞼不全が著明な場合，涙液の蒸発亢進，SPK発生につながる．

我々の調査では，中等度以上の眼瞼下垂では，術後SPKは，ミュラー筋タッキングより挙筋腱膜前転法に有意に多く認められた[10]．前転する組織の硬柔性，伸展性の違いが，閉瞼不全とSPKに影響していることが考えられる．

アイドラ®（SBM社製）は，主にドライアイに対する検査機器で，光干渉を利用した涙液油膜の厚みの測定などに用いられるが，撮影枚数は1秒間に24フレームと高速瞬目解析装置ほど精度は高くないが，瞬目を動的に撮影し瞬目の程度を定量化することが可能である（図6）[14]．

我々は挙筋腱膜前転群23眼，ミュラー筋タッキング群24眼の術前後の瞬目をアイドラ®で検査した結果を比較したところ，閉瞼不全の割合（不完全瞬目/瞬目回数）は，両群とも1週間では有意に増加し，2か月後ではミュラー筋タッキング群は術前と同程度に回復したが，挙筋腱膜前転群は有意な増加が残存していた（図7）[15]．この閉瞼不全の差が，術後のSPKの差につながっていると考えられる．

## 術後ドライアイが悪化しやすい症例

下記の症例は，術後ドライアイ関連の自覚症状と他覚的所見が悪化することが多いため，術前からドライアイ治療を行っておくこと，術後ドライアイが悪化する可能性を術前に患者に伝えておくことが重要である．

### 1．緑内障点眼を使用中の症例

緑内障点眼の主剤や防腐剤により，緑内障点眼本数が多いほど，SPKの発生頻度や程度が高いことが知られている[16)17]．術後SPKが少ないミュ

*18*　　　MB OCULISTA No.143 2025

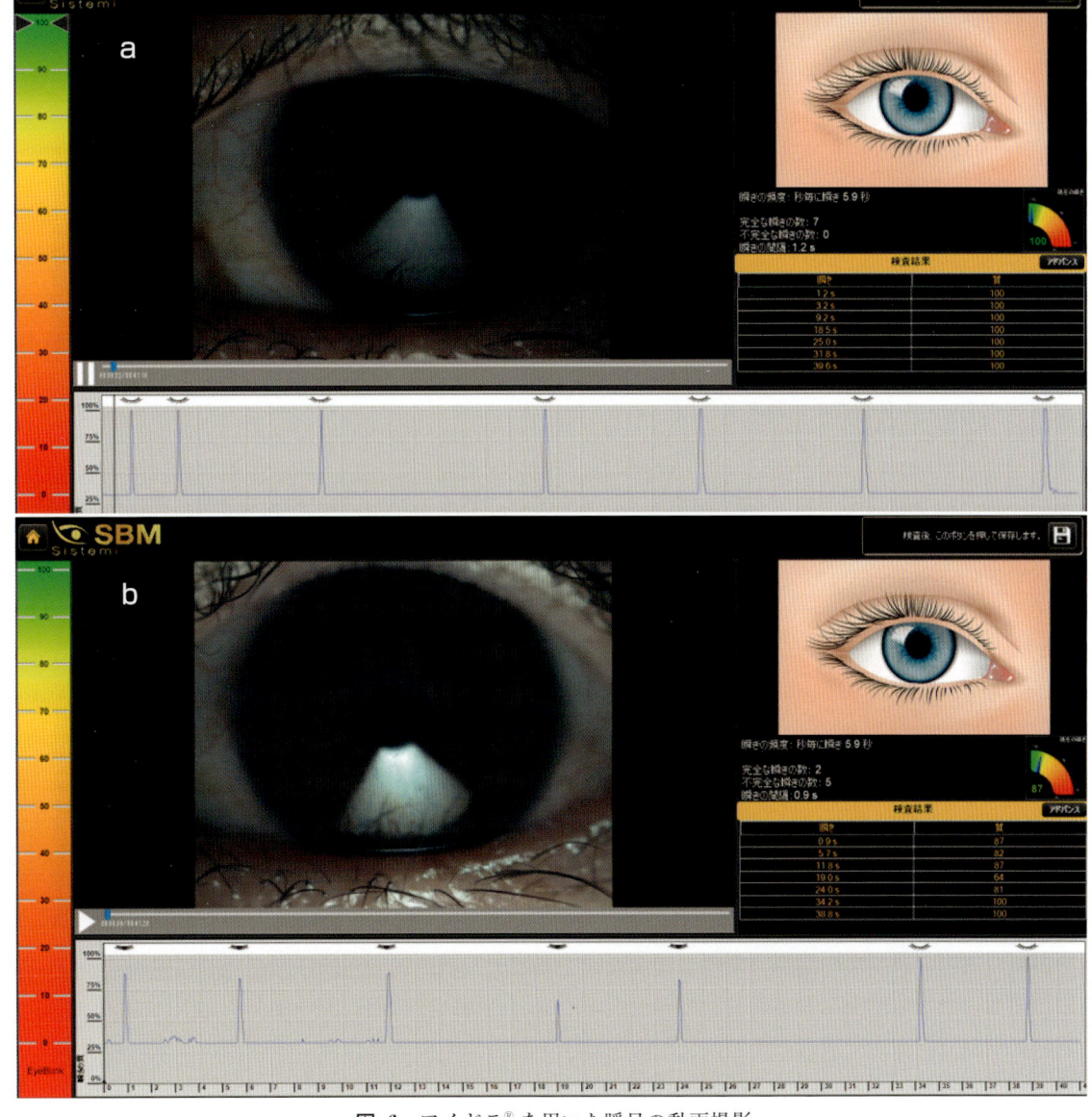

**図 6.** アイドラ® を用いた瞬目の動画撮影
瞬目を動的に撮影し，不完全瞬目と完全瞬目をカウントすることができる．
a：術前の瞬目，完全瞬目が多い．
b：挙筋腱膜前転法1週間後，不完全瞬目が多い．

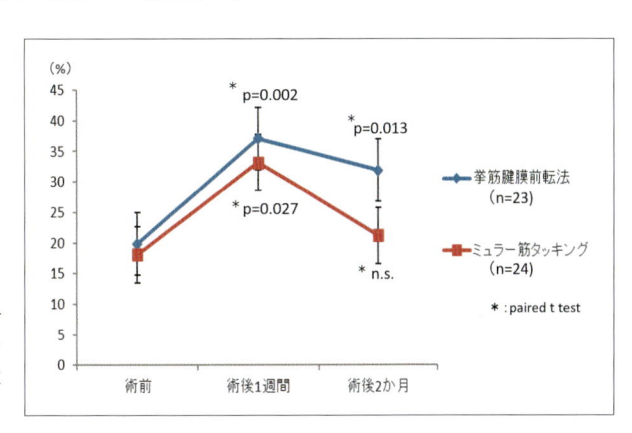

**図 7.**
アイドラ® を用いた不完全瞬目の割合の比較
術前と比べて両群とも術後1週間で不完全瞬目が有意に増加している．2か月後，ミュラー筋タッキングは術前と同程度に回復したが，挙筋腱膜前転法は軽減しているが有意な増加を認める．

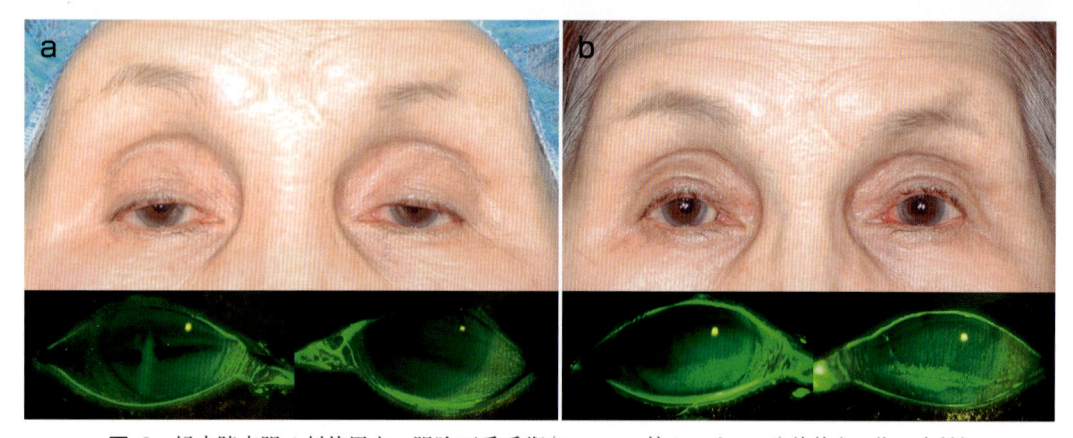

**図 8**. 緑内障点眼 4 剤使用中の眼瞼下垂手術（ミュラー筋タッキング）前後（80 代，女性）
 a：術前．両側重度の眼瞼下垂（MRD 右 0.5 mm，左 0 mm）．プロスタグランジン（PG）剤による
   上眼瞼溝深化（deeping of upper eyelid sulus：DUES）が著明．術前 SPK はみられなかった．
 b：術後 1 週間．MRD 右 2.5 mm，左 3.0 mm．両眼とも角膜下方 1/3〜1/2 に SPK を認めた．ド
   ライアイ点眼の追加および防腐剤非含有の緑内障点眼に変更し，2 か月後に SPK が消失した．

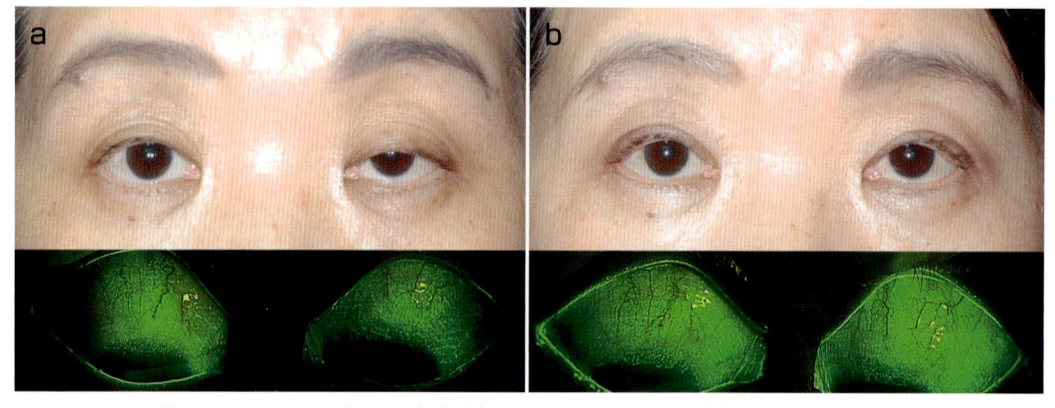

**図 9**. SLK のある眼瞼下垂手術（ミュラー筋タッキング）前後（60 代，女性）
 a：術前．右 軽度，左 重度の眼瞼下垂．術前に両眼の SLK を認めた．術前から
   ドライアイ点眼を使用していた．
 b：術後 1 か月．両眼とも SLK の悪化を認めた．その後，レバミピド（ムコスタ®）点眼
   の追加で軽減した．

ラー筋タッキングでも，術後早期の瞬目は浅くな
るため，緑内障点眼使用中の場合，SPK が発生，
あるいは悪化する傾向がある（図 8）．

　緑内障に対する PG 系点眼薬を使用する緑内障
患者は，眼瞼下垂手術（挙筋腱膜前転法）前から涙
液貯留量は有意に少なく，術後さらに減少するこ
と，自発性瞬目においては，閉瞼時瞬目移動距離
が少なく，相対的な閉瞼不全をきたすことが報告
されている[18]．

　対策として，下記の 3 点が挙げられる．
①低矯正に調整する（MRD＝2.5〜3.0 mm）．
②ドライアイ点眼の強化や涙点プラグ挿入を検討
　する．

③緑内障点眼を防腐剤フリーの点眼に切り替える．

## 2．上輪部角結膜炎（superior limbic keratoconjunctivitis：SLK）

　SLK は，上方角結膜の角化を伴う上皮障害で，
上眼瞼と眼球表面の摩擦が亢進することが原因と
考えられている．甲状腺眼症との合併が知られて
いる．眼瞼下垂症の術前に SLK を認めた症例は，
SLK が悪化することが多い（図 9）．眼瞼下垂手術
による涙液貯留量の減少と瞬目時の摩擦亢進が原
因と考えられる．

　我々は眼瞼下垂症手術を施行した症例のうち，
術前に SLK を認めた症例を調査したところ，14
名 26 眼あり，術前からドライアイの自覚症状があ

るものが80%，甲状腺眼症の眼球突出があるものが15%に認められた．全例に術前からドライアイ点眼治療を行っていたが，術後1週間でSLK悪化が73%に認められた．術後に涙点プラグを挿入した症例の78%に改善が認められた[19]．

対策として，下記の2点が挙げられる．

①術前に異物感などのドライアイ症状がある場合や，甲状腺眼症などの眼球突出がある場合，SPKのみではなく，SLKの有無にも注意する．

②術前からSLKを認める症例は，術後にSLKが悪化することが予想される．術前から涙点プラグ挿入など，積極的なドライアイ治療を施行する．

## おわりに

いずれの術式を選択する場合でも，眼瞼下垂手術はオキュラーサーフェスへ影響するものであるため，術前および術後の角結膜の状態を正確に把握すること，およびその状態に対して適切に対応することが眼瞼術者として重要である．

## 文　献

1) 柿崎裕彦：上眼瞼の程度分類．眼形成外科―虎の巻―．メディカル葵出版，pp. 10-11，2009．

2) 野間一列：手術適応と術式の選択．眼手術学 2. 眼瞼（大鹿哲郎監，野田実香編）．文光堂，pp. 250-256，2013．

3) 宮田信之，村上正洋：ミュラー筋タッキング．眼瞼下垂レーザーミュラータッキングマニュアル．克誠堂出版，pp. 21-25，2022．

4) Asamura S, Wada Y, Tanaka S, et al：Study to the Effect of Involutional Blepharoptosis Surgery Using Objective and Subjective Parameters. Arch Plast Surg, **49**：473-478, 2022.

5) Shirakawa Y, Uemura K, Kumegawa S, et al：Safety and Pitfalls of Blepharoptosis Surgery in Elderly People. Arch Plast Surg, **50**：446-451, 2023.

6) 渡辺彰英：眼瞼下垂手術とオキュラーサーフェス．形成外科，**62**：247-256，2019．

7) 木村直子，渡辺彰英，鈴木一隆ほか：瞬目高速解析装置を用いた瞬目の加齢性変化の検討．日眼会誌，**116**：862-868，2012．

8) 宮田信之：CO$_2$レーザーを使用したMüller筋牽引縫縮眼瞼下垂手術（Extended Müller Tucking法）．臨眼，**70**：689-693，2016．

9) Kokubo K, Katori N, Hayashi K, et al：Evaluation of the eyebrow position after external Muller's muscle tucking：A new technique for ptosis repair. J Plast Reconstr Aesthet Surg, **72**：662-668, 2019.

*Summary* ミュラー筋タッキングを英論文で初めて報告した原著である．

10) 林　憲吾，林　孝彦，小久保健一ほか：眼瞼下垂に対する挙筋腱膜前転法とミュラー筋タッキングの術後ドライアイの比較．あたらしい眼科，**36**：694-698，2019．

11) Watanabe A, Kakizaki H, Selva D, et al：Short-term changes in tear volume after blepharoptosis repair. Cornea, **33**：14-17, 2014

12) Watanabe A, Selva D, Kakizaki H, et al：Long-term tear volume changes after blepharoptosis surgery and blepharoplasty. Invest Ophthalmol Vis Sci, **56**：54-58, 2014.

*Summary* 眼瞼下垂手術後に涙液貯留量が減少し，かつそれが長期的に維持していることを報告した初めての報告である．

13) 横井則彦：眼表面からみた眼瞼下垂手術の術前・術後対策．あたらしい眼科，**32**：499-506，2015．

14) 林　憲吾，林　和歌子，小久保健一ほか：自発性瞬目測定時の瞬目基準の設定．眼科手術，印刷中．

15) 林　憲吾，林　和歌子：眼瞼下垂に対する2つの術式による術後瞬目の比較．臨眼，印刷中．

16) Stewart WC, Stewart JA, Nelson LA：Ocular surface disease in patients with ocular hypertension and glaucoma. Curr Eye Res, **36**：391-398, 2011.

17) Fukuchi T, Wakai K, Suda K, et al：Incidence, severity and factors related to drug-induced keratoepitheliopathy with glaucoma medications. Clin Ophthalmol, **26**：203-209, 2010.

18) 鍵谷　悠，渡辺彰英，古澤裕貴ほか：プロスタノイドFP受容体作動薬を使用する緑内障患者における眼瞼下垂手術後の涙液貯留量および自発性瞬目の変化．日眼会誌，**127**：483-489，2023．

19) 林　憲吾，林　和歌子，小久保健一ほか：眼瞼下垂症手術前に上輪部角結膜炎を認めた症例の術後経過．眼科手術，**36**：607-611，2023．

MB OCULI. No. 143：22−29, 2025

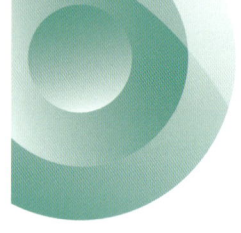

特集／眼瞼手術の勘どころ—視機能・整容・再手術—

# 先天眼瞼下垂と視機能，手術時期

根本裕次*

**Key Words：** 先天眼瞼下垂(congenital blepharoptosis)，眼瞼縮小症候群(blepharophimosis-ptosis-epican-thus inversus syndrome)，先天外眼筋線維化症候群(congenital fibrosis of the extraocular mus-cles)，Marcus Gunn 下顎眼瞼連合運動症候群(Marcus Gunn jaw-winking syndrome)，視機能(visual function)，弱視(amblyopia)

**Abstract：** 先天眼瞼下垂は，視機能に影響を及ぼす疾患で，単純下垂だけでなく，眼瞼縮小症候群，先天外眼筋線維化症候群，Marcus Gunn 下顎眼瞼連合運動症候群など多様な種類，誤認しやすい疾患がある．斜視，眼球運動障害，屈折異常の合併もあり，3割程度に弱視を伴う．乳幼児の下垂においては，正面視時の下垂の程度判定だけでなく，仰瞰による眼瞼後退の状態の観察，弱視のスクリーニング検査，眼位，眼球運動，屈折などに留意する．手術時期については，視機能発達障害が生じたときにはその時点で行い，弱視治療と並行する．視機能に問題がなければ本人の希望を確認できる思春期まで待機して，方針を決定する．手術法は大別して挙筋短縮術系と吊り上げ術系とがある．

## 眼瞼下垂の特徴と鑑別疾患

先天眼瞼下垂(congenital blepharoptosis)は，生来から瞼裂垂直径が小さい状態である(図1)．眼瞼挙筋や周囲組織の線維化や形成不全，支配神経の異常や麻痺，筋接合部異常などにより生じる．男性にやや多く，片側性，両側性いずれもある．種々の程度があり，物を明視するために，眉毛や顎を挙上する代償動作をとる．

単純下垂(simple ptosis)(図2〜4)は最もよくみられ，90％以上を占める．やや稀なものとして，眼瞼縮小症候群(blepharophimosis-ptosis-epi-canthus inversus syndrome)(図5)，先天外眼筋線維化症候群(congenital fibrosis of the extraocu-lar muscles)(図6)，Marcus Gunn 下顎眼瞼連合運動症候群(Marcus Gunn jaw-winking syn-drome)(図7)などが各々2〜3％を占める[1]．極め

て稀な眼瞼下垂としては，動眼神経麻痺，Horner症候群，重症筋無力症などがある．

また，眼瞼下垂と誤認しやすいものとして，顔面神経麻痺や片目つぶりなどの偽斜視，眼窩腫瘍などがある．偽下垂は一般的に眉毛が低位になりやすく，眼窩腫瘍は眼球の偏位や突出を生じやすい．これらの疾患は，管理や治療を誤ると医療トラブルを生じる危険性があるので，確実に鑑別する必要がある[2]．

## 主な眼瞼下垂の臨床的特徴

### 1．単純下垂(図2〜4)

眼瞼挙筋単独の線維化や形成不全で，下垂と可動範囲の減少(挙筋機能の低下)を生じる．片側性と両側性とがある．片側性(図2, 3)では，瞼裂垂直径の左右差は上方視時に目立つが，下方視時に目立たなくなる(眼瞼後退)．線維化が強い場合には兎眼を生じることもある．両側性の場合はさらに見えづらくなるので代償動作が強く，視野狭窄

* Yuji NEMOTO，〒113-8603　東京都文京区千駄木1-1-5　日本医科大学眼科学教室，嘱託医

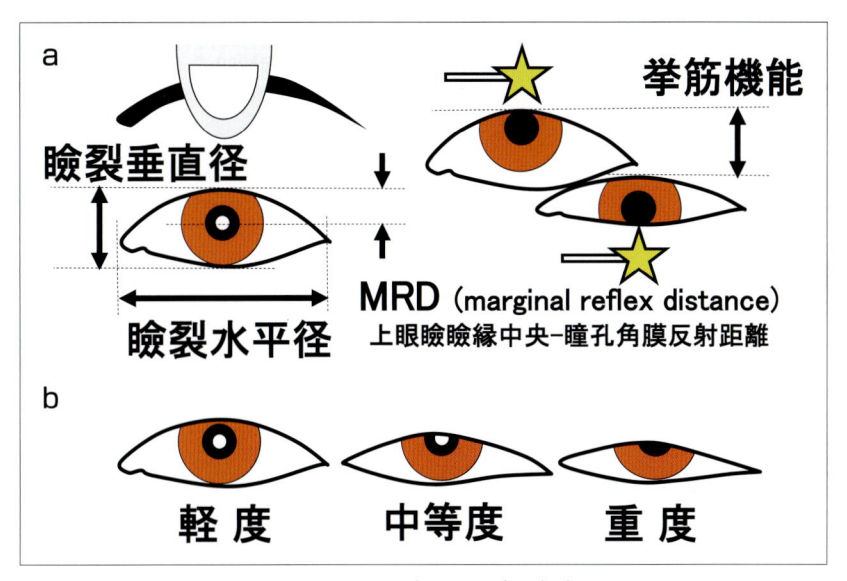

**図 1**. 眼瞼の計測と下垂の程度

a：眼瞼の計測方法.（　）は正常値.眉毛挙上をしないよう,指で押さえなが
　ら計測する.瞼裂垂直径（9～10 mm）,MRD（3～4 mm）,瞼裂水平径（24～
　28 mm）,挙筋機能（≧10 mm）

b：眼瞼下垂の程度.小児で正確な計測ができない場合,MRD に準じて角膜
　反射を用いて判定する.軽度では丸（MRD は正の値）,中等度では半円
　（MRD≒0）.重度では反射がない（MRD は負の値）.

を生じることもある（図 4）.

　眼球運動障害,瞳孔異常などは伴わない.斜視の合併はよくみられる.海外では 18.7％,内斜視と外斜視は同数[3],本邦では 15％程度で,外斜視 51％,交代性上斜位 39％が多い[1].

### 2．眼瞼縮小症候群（図 5）

　線維化が眼瞼全体に及んだ状態で,両側性に眼瞼全体が小さく,瞼裂垂直径および水平径が短い.内眼角部に下眼瞼から立ち上がる逆内眼角贅皮,内眼角隔離,偽内斜視なども併発する.

　強い乱視や遠視を合併することが多い.斜視の合併率は 20％で,内斜視が多く,眼振も伴うことがあるとされる[4].約半数が常染色体顕性（優性）遺伝（3q23 上の *FOXL2* 変異）を示す[4)5].

### 3．先天外眼筋線維化症候群（図 6）

　線維化が外眼筋に及び,眼瞼下垂だけでなく,眼球固定や眼球運動障害を生じる.片側性と両側性がある.眼位は下斜視や眼球下方固定を示すことが多い.眼球運動障害の程度は多様であり,上転企図時の逆説的輻湊様運動（perverted convergence movement）がみられることもある.従来,両側性で 3 筋以上の外眼筋が罹患したものは gen-

eral fibrosis syndrome と呼ばれていた.現在では 6 種類のサブタイプ（CFEOM-subtypes）に分けられ,遺伝子異常（CFEOM1：*KIF2A*,CFEOM3：*TUBB3*）が報告されている[6].

### 4．Marcus Gunn 下顎眼瞼連合運動症候群（図 7）

　三叉神経下顎運動枝による眼瞼挙筋の異常支配で,口部運動（開口,哺乳,咀嚼など）に伴い,瞼裂が異常開大する.ほとんどが片側性である.この異常瞼裂開大は,自然軽快することがある[1].斜視の合併率は 36％との報告がある[7].

### 視機能発達障害と対処法

　小児は視機能発達途上にあるため,先天眼瞼下垂では視機能発達障害を併発しうる.表 1 に弱視の発生率と内訳について,海外のメタ解析と本邦の報告を示す[1)8].先天眼瞼下垂の 3 割前後に弱視が発生し,眼瞼縮小症候群と Marcus Gunn 下顎眼瞼連合運動症候群に比較的多い.その内訳は,斜視弱視や屈折異常弱視が目立ち,屈折異常については乱視（特に斜乱視）が多い[1)9].一方,形態覚遮断弱視は,必ずしも多いわけではなく[1)8],眼瞼

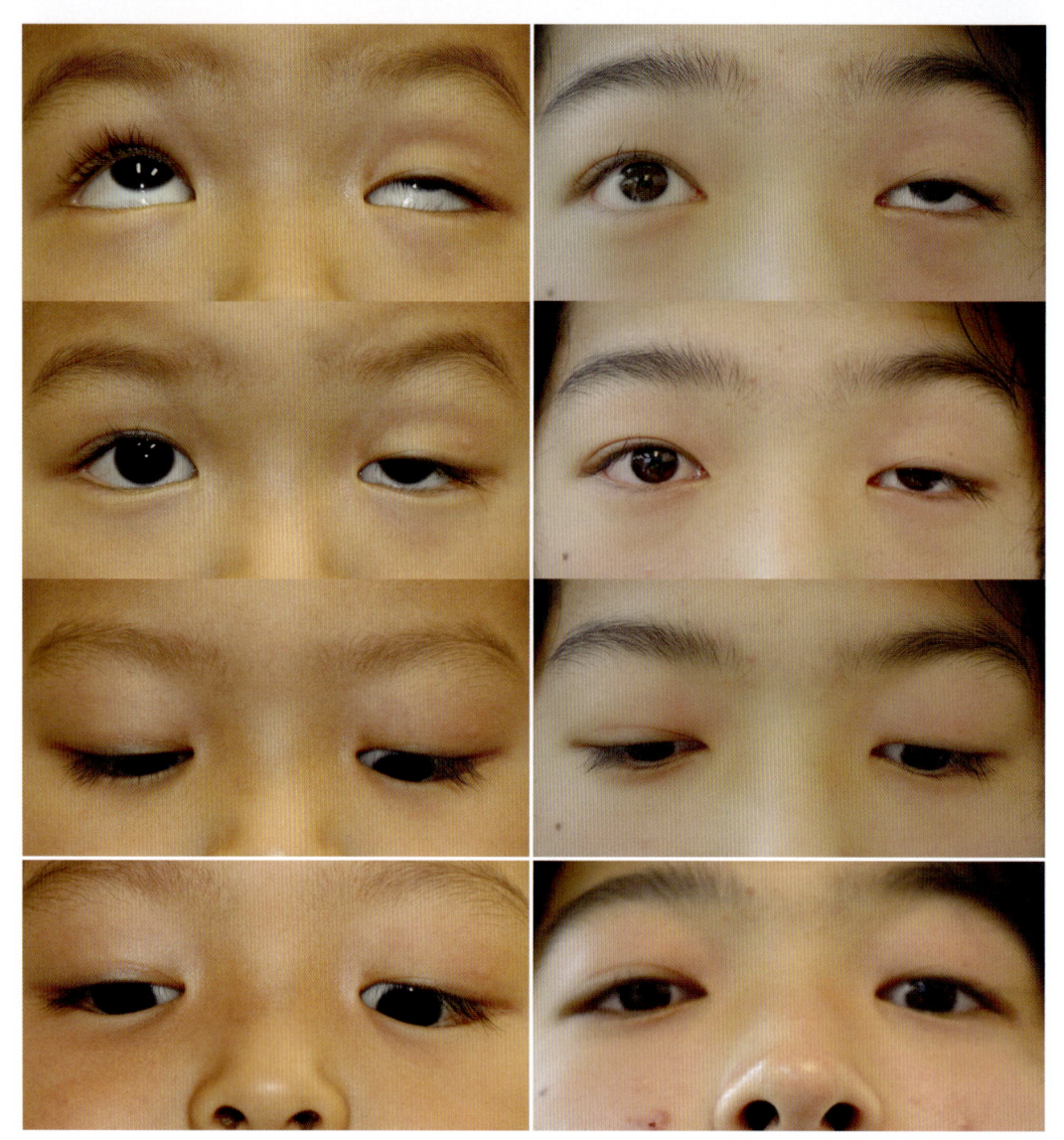

図 2. 片側単純下垂（未手術で経過観察中）

| a | c |
|---|---|
| b | d |

3歳，男児．左側下垂．調節麻痺剤点眼下視力右(0.6× + 0.75)，左(0.4× + 0.75)．左の視力発育不良があり，手術の必要性について3歳9月時に眼瞼外来に紹介された．眼瞼外来初診時，視力は右(0.8)，左(0.6)と発育していた．眼瞼後退も強く形態覚遮断の危険性は少ないと判断した．この時点では手術をせず，近医で視機能を経過観察する方針とした．視力の発育は順調であった．14歳時に，本人が整容上の改善を希望して再診．視力は右1.5(矯正不能)，左1.5(矯正不能)と良好であった．また，身長が筆者(172 cm)よりも高く，さらに高身長になることが見込まれたため，術後の眼瞼後退が目立つことを懸念して，さらに経過観察とした．最終的には，眼瞼挙筋少量短縮術か重瞼術になると見込んでいる．

a，b：3歳9月時．眉毛挙上で代償するも，角膜反射がなく重度と判定できる．瞼裂の左右差は上方視時には強くなるが，下方視では目立たなくなる．挙筋機能はほぼない(a)．下方からの仰瞰所見(b)では，左の眼瞼後退は強く，右よりも瞼裂が開大している．

c，d：14歳時．前眼部は変化なく，挙筋機能も不良のままである(c)．仰瞰所見(d)でも左の眼瞼後退は強い．

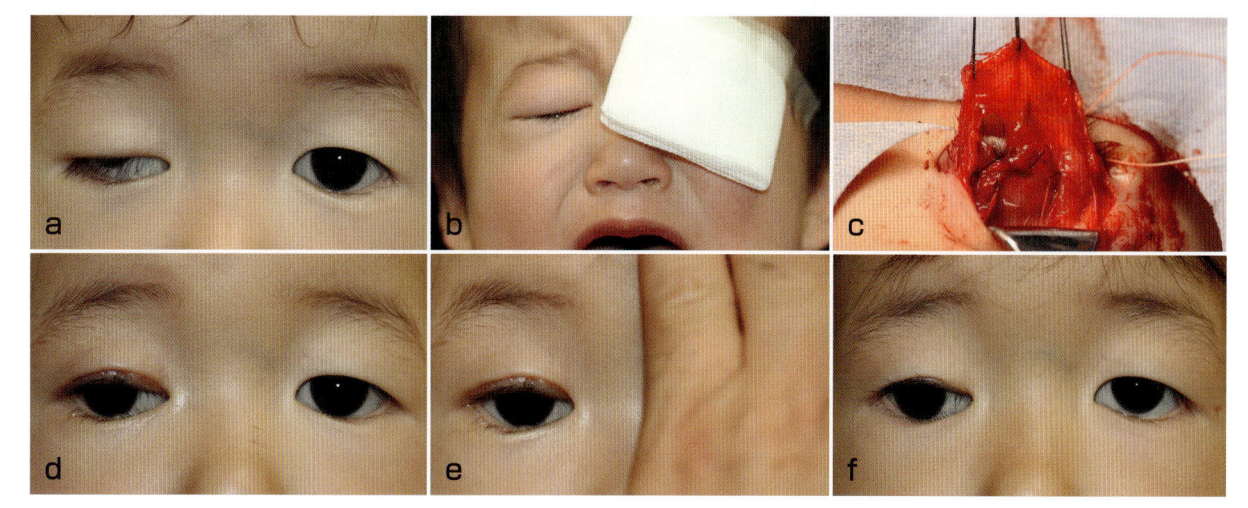

**図 3.** 片側単純下垂（早期手術，弱視治療）

1歳3か月，男児．右下垂と斜視で紹介．初診時に単純下垂だけでなく，外斜視，交代性上斜位がみられた．右弱視徴候があったため，即時手術．術後1か月〜2年8か月まで健眼遮閉治療を行った．4歳時には，右 0.4（0.8×＋1.0＝cyl−1.5 Ax180°），左 0.9（1.0×＋1.0）と良好な視力の発達を確認したため，近医に返送した．

a，b：初診時．右眼が重度と推定できる眼瞼下垂．外斜視，交代性上斜位のため，右眼は外上転し，下垂眼瞼で覆われている（a）．左眼を遮閉すると，怖がり，泣く（嫌悪反射陽性）（b）．

c：手術．眼瞼挙筋短縮術．挙筋腱膜は菲薄化，ところどころに穿孔している．18 mm 短縮した．Whitnall 靱帯上縁に縫着

d，e：術後1か月時．挙上はやや不足するも，右眼の上転は消失（d）．右眼も中心固視可能で，左眼を遮閉しても泣かない（嫌悪反射陰性）（e）．ここで健眼遮閉治療を開始した．

f：術後2年9か月（4歳）時所見．交代性上斜位による上転はみられず，外斜視の悪化もない．

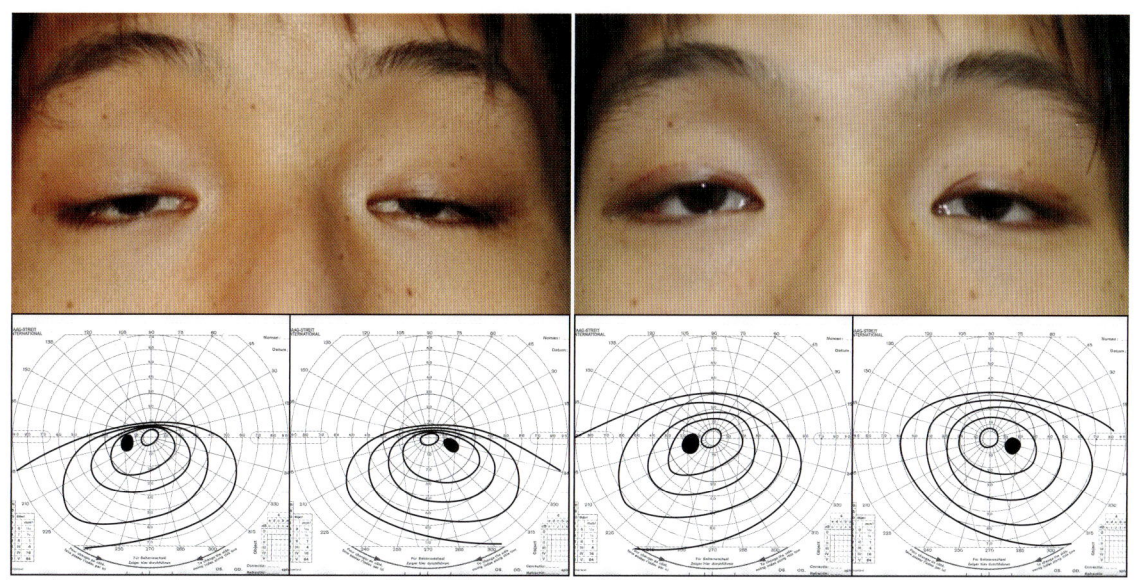

a｜b

**図 4.** 両側単純下垂（視野狭窄）

15歳，男性．視力は良好であった．バレーボール部のセッターで，上方視に支障を生じ，手術を希望した．勉学時など下を向いたときの眼瞼後退の悪化を嫌い，挙筋短縮量を 9-9 mm にとどめた．

a：術前．正面視の前眼部と，眼瞼挙上をしない Goldmann 視野を示す．両眼に重度下垂があり，眉毛を挙上している．視野は上方が狭窄している．

b：術後6週時．下垂と視野障害の改善がみられる．

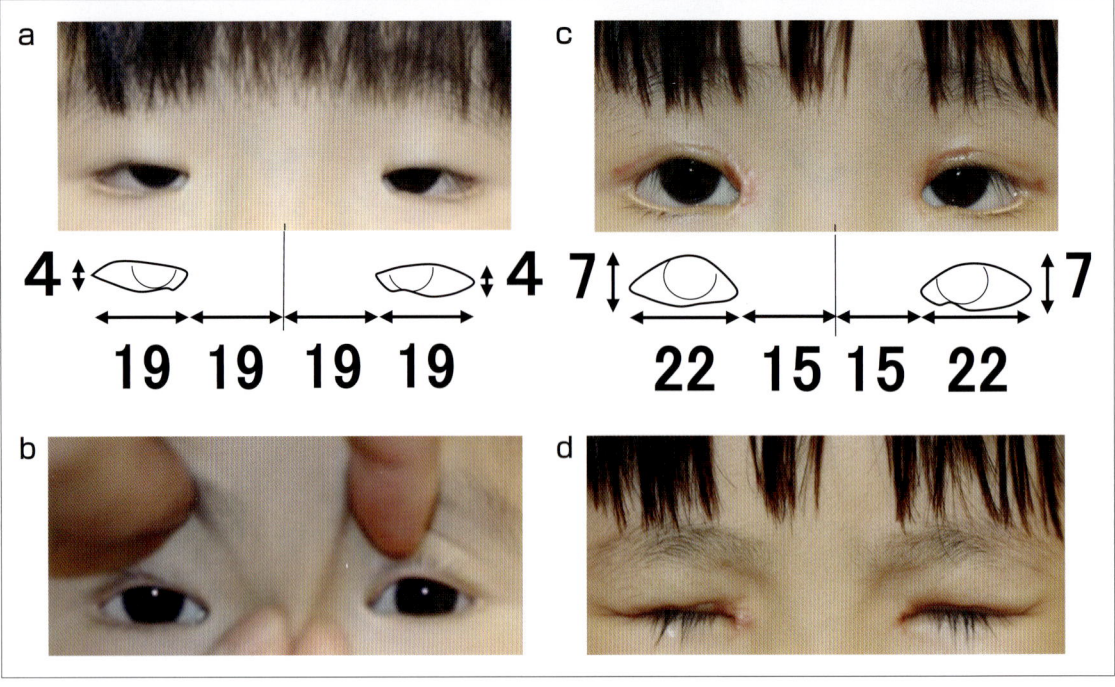

**図 5**. 眼瞼縮小症候群（弱視治療，手術）

5歳，女児．他院で眼鏡装用による弱視治療中，就学前の整容目的で紹介．家族歴なし．初診時，視力右（0.7× + 1.5 = cyl − 1.0 Ax170°），左（0.4× + 2.0 = cyl − 1.0 Ax90°）．両眼瞼挙筋短縮術（短縮量 20-20 mm，Whitnall 靱帯中央に縫着）および両内眼角形成（内田法）切開幅 3-3 mm を行った．術後 3月時，裸眼視力右 0.9，左 1.0 まで発育した．肥厚性瘢痕に対しては，トラニラスト内服，ステロイド軟膏塗布を指示，紹介元に返送した．

a，b：術前．正面視と計測値（数字は mm）．瞼裂垂直径および水平径ともに小さい．逆内眼角贅皮により内眼角間距離は合計 38 mm（正常値 30〜35 mm）と隔離している（a）．眼瞼を挙上，鼻根部をつまむと，眼位は正位で，偽内斜視とわかる（b）．

c，d：術後 3 か月時所見．正面視と計測値．瞼裂垂直径および水平径ともに拡大している．内眼角部に肥厚性瘢痕がみられる（c）．努力閉瞼時には兎眼はみられない（d）．

下垂の程度と弱視の発生率には相関はないとされる[9]．実際に下垂が重度でも視力が良好に発達する症例にしばしば遭遇する（図1）．その理由として，幼児は，下方視での生活をしている状態が多い．斜視や重篤な屈折異常の合併がなく，下方視時の眼瞼後退により下方視時に角膜が十分露出していれば，遮断効果がなく弱視を生じにくいと考える．逆に，交代性上斜位を合併している例（図3，7）では患側眼上転による遮断効果が強まり，弱視を生じやすいと考える．

以上から，乳幼児の下垂においては，正面視時の下垂の程度判定だけでなく，下方からの仰瞼による眼瞼後退の状態の観察（図2）が必要である．また，固視，追視および嫌悪反射（図3）などの弱視のスクリーニング検査，眼位，眼球運動，屈折などに留意することも重要である．もし，視機能発達異常が確認されたならば，眼鏡装用，健眼遮閉などの治療も並行して行うべきであろう．

## 手術時期と術式の選択

手術時期については，視機能発達と容貌の変化の2点を考慮する必要がある．

視機能では，筆者は，弱視徴候があるなど，先送りができない問題がある場合は，全身麻酔下で，早期手術が必要であると考える（図3，5，7）．弱視を生じやすい重度眼瞼縮小症候群に対し，3歳までにと推奨している報告もある[10]．

容貌の変化については，眼形成手術は，body image が確立する思春期以後に，本人の希望に沿って施行されるのが望ましい．しかし小児で

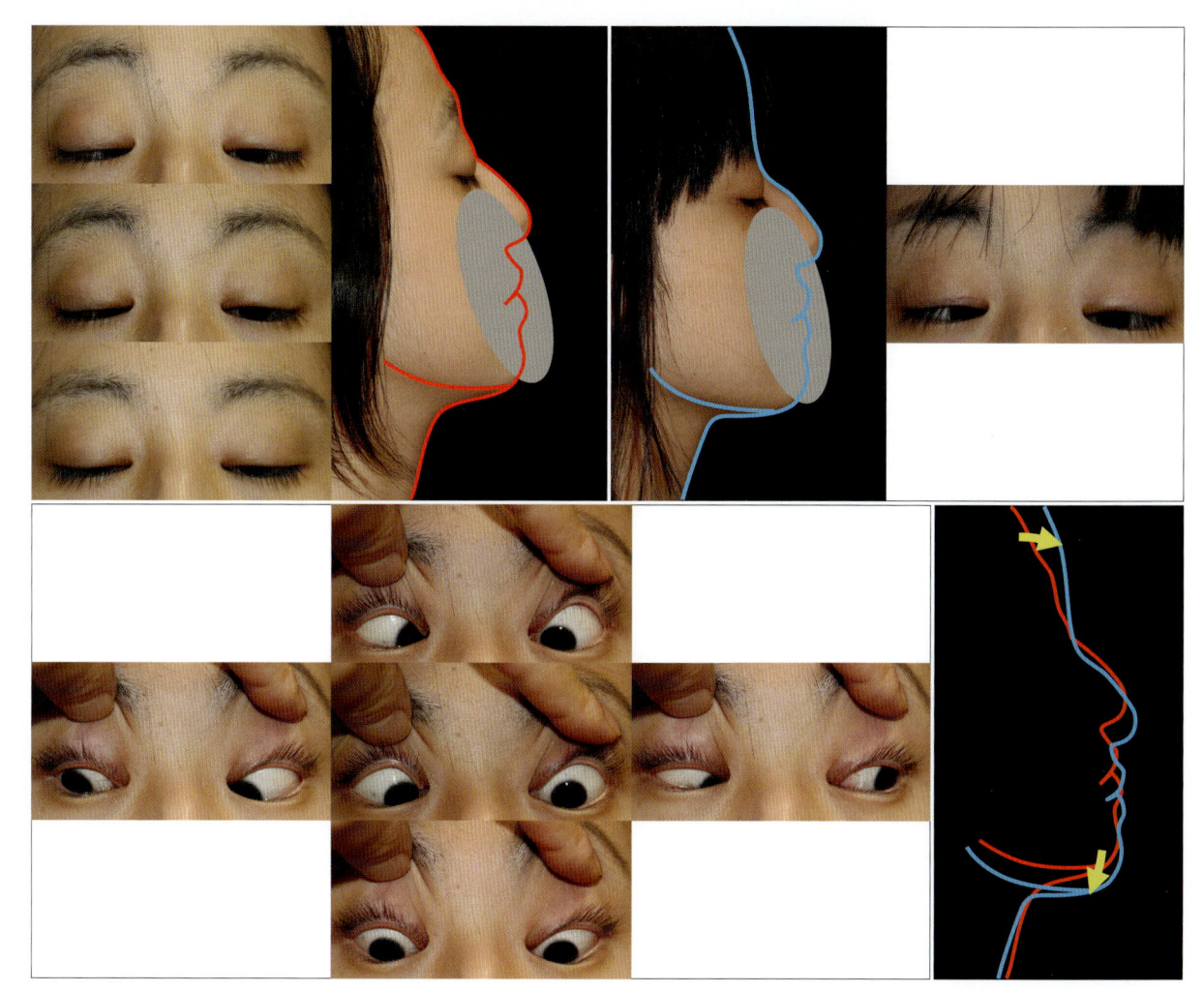

|a|c|
|---|---|
|b|d|

**図 6**. 先天外眼筋線維化症候群(成人)

24 歳, 女性. 手術目的で紹介. 視力 0.4(矯正不能), 0.7(矯正不能). 手術歴なし. 家族歴なし. CFEOM-subtype 1 と臨床診断した. 局所麻酔下で斜視と眼瞼下垂に対し手術を行った. 下直筋牽引試験は強陽性であった. 筋把持時に徐脈を生じたため, 両側下直筋切腱のみ行い, 上直筋短縮は行わなかった. そのときの眼位に合わせて挙筋短縮量は両側 8 mm にとどめた. 不十分な治療ではあったが, 本人は, 術後の状態に満足し, 追加手術は希望しなかった.

　a, b：初診時所見. 瞼裂垂直径右 1 mm, 左 2 mm の重度下垂で, 眼瞼挙筋機能はほとんどない. 正面を見るのに極端な顎挙上頭位をとる(a). 両眼は下方固定で, 上転企図時には, 逆説的輻湊様運動を生じる. 外転も軽度障害されている.

　c：術後 6 か月時所見. 瞼裂垂直径右 3 mm, 左 3 mm である.

　d：顔面-頸部輪郭線の変化. 初診時(赤)に比べ, 術後 6 か月時(青)は顎挙上が軽減している.

は, 容貌をどう変えるか決定するのは, 本人ではなく保護者など別人が行う, という極めて異質な環境にある. 特に問題となるのは, 術後の眼瞼後退悪化である. 筆者は, 待機が可能な場合には思春期まで延期し, 本人の希望を確認してから局所麻酔下で行う. 高身長になった場合は, 他人からみた眼瞼後退が強調されるので, さらに待機したり, 挙上量を少なくしたりするなどの配慮が必要

である(図 2, 4).

　術式については, 挙筋機能で選択する方法, 疾患で選択する方法がある.

　挙筋機能で選択する方法では, 軽度ならば Müller 筋短縮や Fasanella-Servat 法, 中等度(挙筋機能 5~10 mm 程度)ならば挙筋短縮術, 重度(挙筋機能 5 mm 未満)ならば前頭筋吊り上げ術が推奨されている[11)12)].

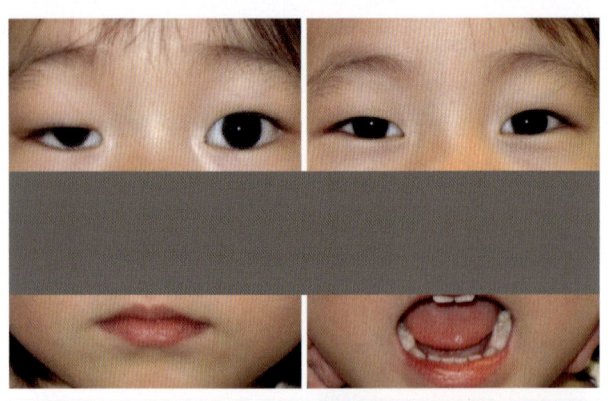

$$\frac{a}{b} \bigg/ c$$

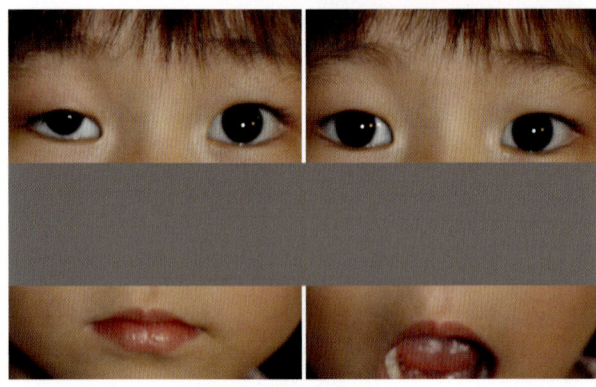

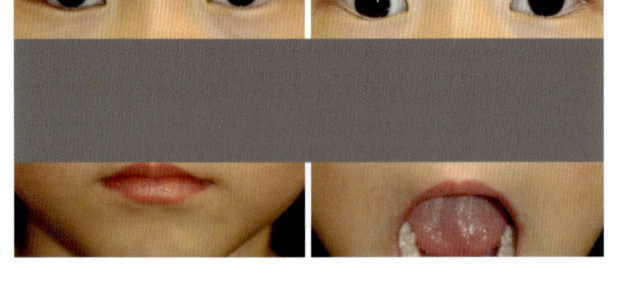

図 7.

Marcus Gunn 下顎眼瞼連合運動症候群（自然軽快により過矯正）

1歳1か月，女児．右先天下垂，外斜視，交代性上斜位にて紹介．経過観察中，開口時の右瞼裂開大が発覚した．3歳5月時に右上斜位状態が多くなり，調節麻痺剤下視力右（0.2×＋0.5＝cyl＋0.75 Ax90°），左（0.5×＋0.75）であったため，手術を計画．開口時の瞼裂が過大にならないよう，3歳6月時に，右挙筋短縮術短縮量14 mm（Whitnall 靱帯下縁縫着）を行った．術後は右角膜反射が確認できたため，健眼遮閉を開始し，術後1年で視力は右0.8（矯正不能），左1.2（矯正不能）まで発達した．その頃より，開口時の右瞼裂開大が強くなり，左眼瞼裂よりも大きくなった．

a：3歳6月時．閉口時（左）には右眼瞼下垂，交代性上斜位による右眼上転のため右眼の角膜反射はみられない．開口時（右）には左右の瞼裂の開き方は同等となる．

b：術後1月．閉口時（左）には右眼の角膜反射はみられる程度に眼瞼下垂は軽減している．開口時（右）には左右の瞼裂の開き方は同等で，過矯正とはなっていない．

c：術後2年．閉口時（左）には右眼瞼下垂があるが，開口時（右）には右瞼裂開大が著しく左眼よりも大きくなっている．

表 1．先天眼瞼下垂と弱視

| | 報告者数 | 調査疾患 | 対象数 | 弱視数 | 弱視率（%） | 弱視内訳 | | | |
| --- | --- | --- | --- | --- | --- | --- | --- | --- | --- |
| | | | | | | 斜視（%） | 屈折異常（%） | 形態覚遮断（%） | 斜視と屈折異常（%） |
| Zhang JY（2019）[8] | 18 | | 1,629 | 479 | 29 | 24 | 32 | 17 | 4 |
| | 14 | 眼瞼下垂すべて | 1,259 | 370 | 29 | 14 | 36 | 20 | 5 |
| | 1 | 単純下垂 | 216 | 37 | 17 | 51 | 21 | 14 | |
| | 1 | 眼瞼縮小症候群 | 28 | 11 | 39 | 46 | 9 | 27 | 18 |
| | 2 | Marcus Gunn | 126 | 61 | 48 | 66 | 18 | | |
| 久保田（2000）[1] | | 片側単純下垂 | 649 | 230 | 35 | 10 | 65 | 25 | |

Marcus Gunn：Marcus Gunn 下顎眼瞼連合運動症候群

一方，疾患で術式を選択する方法として，以下の報告がある．単純下垂では，挙筋短縮術が推奨されている[13]．先天外眼筋線維化症候群では，まず斜視手術，二期的に前頭筋吊り上げ術が推奨されている[14]．Marcus Gunn 下顎眼瞼連合運動症候群では，両側の前頭筋吊り上げ術[7]，眼瞼挙筋切除とシリコンロッドを用いた前頭筋吊り上げ術[15]などの術式が推奨されている．

　筆者は，ほぼすべての先天眼瞼下垂を挙筋短縮術で行ってきた．この術式は，術野が眼瞼に限局しており，異物感染の危険性も少ない．しかし，自然軽快する可能性のある Marcus Gunn 下顎眼瞼連合運動症候群には注意が必要である（図7）．そのため，視機能障害を発生しており，かつ将来追加手術になりうることを了承した場合に限り，適応としている．

### 文　献

1) 久保田伸枝：眼瞼下垂．文光堂，pp. 2-9, 18-21, 2000.
   *Summary* 写真中心でわかりやすい解説をしている．
2) 根本裕次：眼瞼下垂の鑑別と手術① 先天眼瞼下垂．眼科グラフィック，**10**：12-27, 2021.
   *Summary* 医療トラブルを生じる可能性のある鑑別疾患を載せている．
3) Griepentrog GJ, Mohney BG：Strabismus in childhood eyelid ptosis. Am J Ophthalmol, **158**(1)：208-210.e1, 2014.
4) Dawson EL, Hardy TG, Collin JR, et al：The incidence of strabismus and refractive error in patients with blepharophimosis, ptosis and epicanthus inversus syndrome(BPES). Strabismus, **11**：173-177, 2003.
5) Neuhouser AJ, Harrison AR：Blepharophimosis syndrome. StatPeals, NBK592416, 2024.
6) Whiteman MC, Jurgens JA, Hunter DG, et al：Congenital fibrosis of the extraocular muscles overview. GeneReviews, NBK1348, 2021.8.12版.
7) Doucet TW, Crawford JS：The quantification, natural course, and surgical results in 57 eyes with Marcus Gunn(jaw-winking)syndrome. Am J Ophthalmol, **92**：702-707, 1981.
8) Zhang JY, Zhu XW, Ding X, et al：Prevalence of amblyopia in congenital blepharoptosis：a systematic review and meta-analysis. Int J Ophthalmol, **12**：1187-1193, 2019.
   *Summary* 眼瞼下垂と弱視の総説．非常にわかりやすい．
9) Paik JS, Kim SA, Park SH, et al：Refractive error characteristics in patients with congenital blepharoptosis before and after ptosis repair surgery. BMC Ophthalmol, **16**：177, 2016.
10) Becklingsale PS, Sullivan TJ, Wong VA, et al：Blepharophimosis：a recommendation for early surgery in patients with severe ptosis. Clin Exp Ophthalmol, **31**：138-142, 2003.
11) Finsterer J：Ptosis：causes, presentation, and management. Aesthetic Plast Surg, **27**：193-204, 2003.
12) Whitehouse GM, Grigg JR, Martin FJ：Congenital ptosis：results of surgical management. Aust NZ J Ophthalmol, **23**：309-314, 1995.
13) Wu SY, Ma L, Huang HH, et al：Analysis of visual outcomes and complications following levator resection for unilateral congenital blepharoptosis without strabismus. Biomed J, **36**：179-187, 2013.
14) Mravicic I, Lukacevic S, Biscevic A, et al：A treatment approach in congenital fibrosis of extraocular muscles. Med Arch, **77**：137-141, 2023.
15) Mandal SK, Ganguly P, Lodh S：Surgical outcomes of unilateral Marcus Gunn jaw winking ptosis correction：a novel Whitnall's ligament approach. Korean J Ophthalmol, **35**：18-25, 2021.

MB OCULI. No. 143 : 30 – 35, 2025

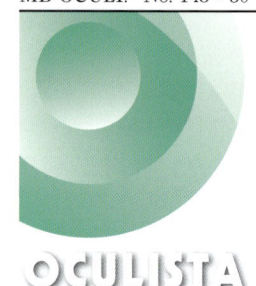

# 整容面を意識した上眼瞼皮膚弛緩症手術

小久保健一*

**OCULISTA**

**Key Words :** 上眼瞼皮膚弛緩(dermatochalasis), 重瞼部皮膚切除(upper blepharoplasty), 眉毛下皮膚切除 (infrabrow excision), 上眼瞼外側余剰皮膚(lateral hooding), 縦シワ(vertical crease)

**Abstract :** 上眼瞼皮膚弛緩に対する治療として, 眉毛挙上術, 眉毛下皮膚切除, 重瞼部皮膚切除などが行われる. 顔面神経麻痺や眉毛下垂などの症例を除くと, 一般的には眉毛下と重瞼部で皮膚切除を行うことが多い. 両者の術式選択に関しては, 上眼瞼の厚み, 余剰皮膚の範囲, 眉毛の濃さ, 眉毛部のアートメーク, 睫毛直上の余剰皮膚, 二重希望があるか, 眼窩脂肪の突出などを考慮して決定している. ただ, 筆者は必ずしも一方のみの方法で解決しなければならないとは考えておらず, 余剰皮膚が顕著な場合には両者の併用も有効だと考えている.

## はじめに

上眼瞼皮膚弛緩は主に加齢が原因となる. 治療法は重瞼部皮膚切除や眉毛下皮膚切除が行われることが多い. ただ, 眼瞼下垂, 顔面神経麻痺, 眼瞼痙攣などに伴う皮膚弛緩の場合には注意が必要である. 眼瞼下垂に伴う上眼瞼皮膚弛緩の場合には, ①まず眉毛下皮膚切除を行い, 二期的に下垂手術を行う, ②まず眼瞼下垂手術と少量の重瞼部皮膚切除を行い, 二期的に眉毛下皮膚切除を行う, などの選択肢や患者の希望も含めて戦略が必要となる.

顔面神経麻痺に伴う上眼瞼皮膚弛緩に関しては, 眉毛挙上術を用いて開瞼時の眉毛の左右対称性を整えることが第一選択となる. さらに皮膚弛緩が残存している場合には, 重瞼部や眉毛下で皮膚切除を行う. 眼瞼痙攣に伴う皮膚弛緩に対しては, まずはボトックスで経過をみる. その後, 患者からの希望があれば手術を考慮する. 本稿で

は, 加齢を原因とした上眼瞼皮膚弛緩に対する重瞼部皮膚切除と眉毛下皮膚切除について述べる.

## 重瞼部皮膚切除と眉毛下皮膚切除の適応

筆者は重瞼部皮膚切除のみ, 眉毛下皮膚切除のみで解決しなければならないとは考えておらず, 必要に応じて両術式を併用すべきと考えている. ただ, 以下の項目を意識して総合的に術式を選択している.

### 1. 上眼瞼の厚み

解剖学的に, 睫毛から眉毛に向かって皮膚が厚くなってくるため, 上眼瞼が厚い症例に対しては, 眉毛下皮膚切除を選択することが多い.

### 2. 余剰皮膚の範囲

上眼瞼の外側中心の余剰皮膚(lateral hooding)に対しては, 重瞼部では外側に傷が長くなってしまい術後に傷が目立つことがあるため, 眉毛下皮膚切除を選択することが多い.

### 3. 眉毛の濃さ

眉毛が薄い症例に眉毛下皮膚切除を行うと, 術後にしばらく傷が目立つことがある.

* Kenichi KOKUBO, 〒232-0024 横浜市南区浦舟町4-57 横浜市立大学附属市民総合医療センター形成外科, 部長

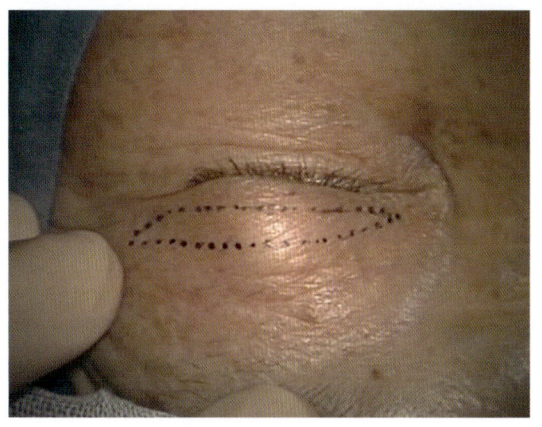

図 1. 内側皮膚切除が少ない場合のデザイン

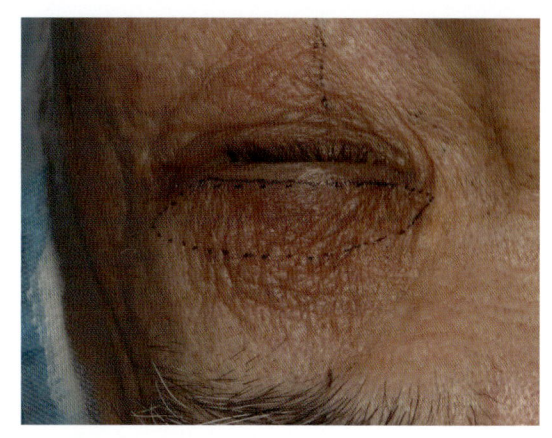

図 2. 内側皮膚切除が多い場合のデザイン

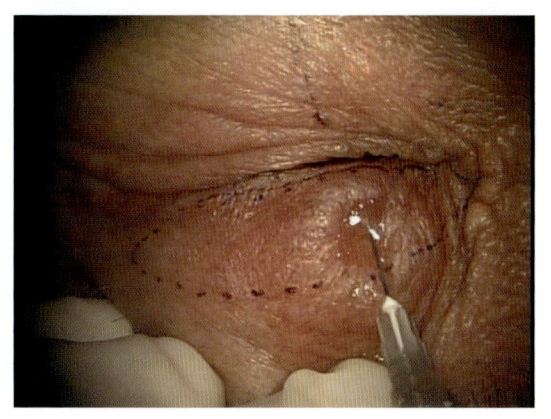

図 3. 局所麻酔

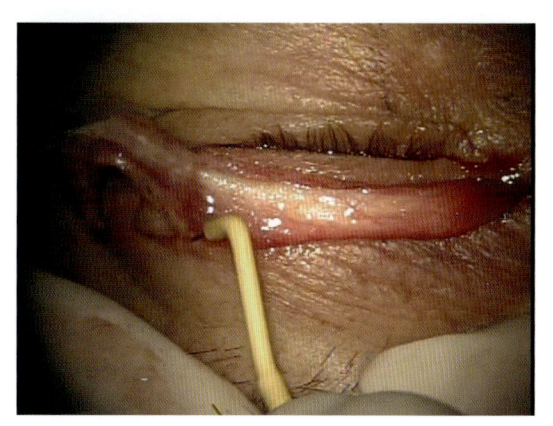

図 4. 皮膚および眼輪筋の切除

### 4．眉毛部のアートメーク

眉毛部にアートメークのある症例は，傷が目立ちにくいので眉毛下皮膚切除は良い適応となる．

### 5．睫毛直上の余剰皮膚

軽度の皮膚弛緩の場合には，眉毛下皮膚切除でも睫毛直上の余剰皮膚は除去できる．しかし，中等度以上の場合には完全に除去することは困難である．その場合には重瞼部皮膚切除を選択するか，眉毛下＋重瞼部皮膚切除を選択する．

### 6．二重希望の症例

診察で患者の眉毛を徒手的に挙上したときに，本来の二重瞼があれば眉毛下皮膚切除を選択する．本来の二重のラインより高いラインを患者が希望した場合や，本来の瞼が一重瞼の場合には，重瞼部皮膚切除を選択する．

### 7．眼窩脂肪の突出

眼窩脂肪の切除が必要な場合には，重瞼部皮膚切除を選択する場合が多い．眉毛下からのアプローチでも眼窩脂肪の除去は可能であるが，内側眼窩脂肪は剝離の範囲が長くなり手間がかかる．

## 実際の手術

### 1．重瞼部皮膚切除

### 1）デザイン

内側の余剰皮膚が少ない場合は，最内側を涙点のラインに設定している(図1)．内側の余剰皮膚が多い場合には涙点を超えてさらに内側までデザインを延長している(図2)．上眼瞼皮膚が厚い症例や上眼瞼溝の深い症例に対しては，重瞼ライン(尾側の皮膚切開ライン)は瞼縁より 5 mm に設定している．それ以外の症例では瞼縁から6〜8 mm に設定することが多い．頭側の皮膚切開ラインに関しては，臥位で開瞼したときに，設定した重瞼ラインが重なる所にマーキングしている．デザインは外側が切り上がった 20 番メス型(scalpel-shaped)になることが多い[1]．

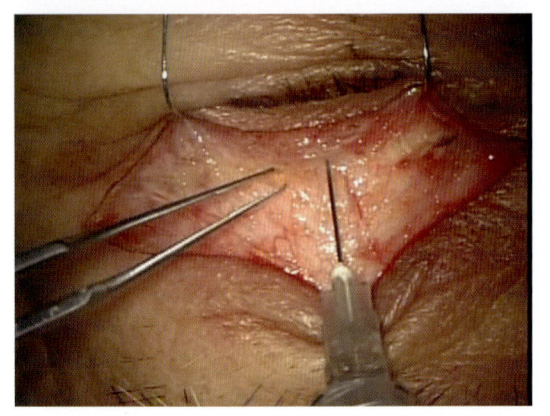

図 5. 瞼板上にエピネフリンなしリドカイン注入

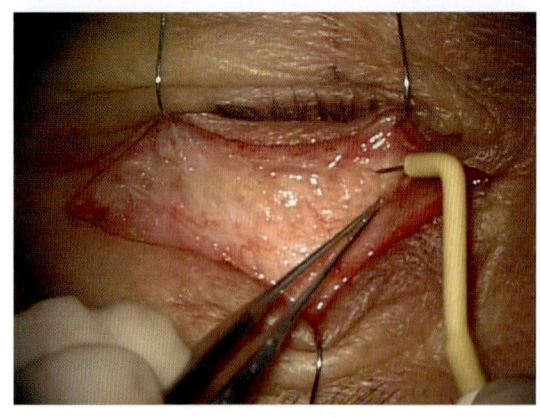

図 6. 瞼板を展開

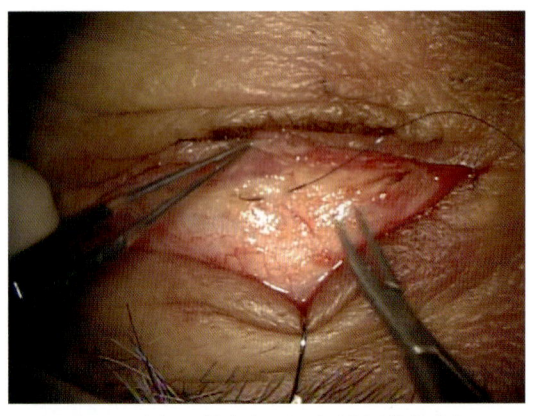

図 7. 瞼板に横方向に通糸（穿通枝作成）

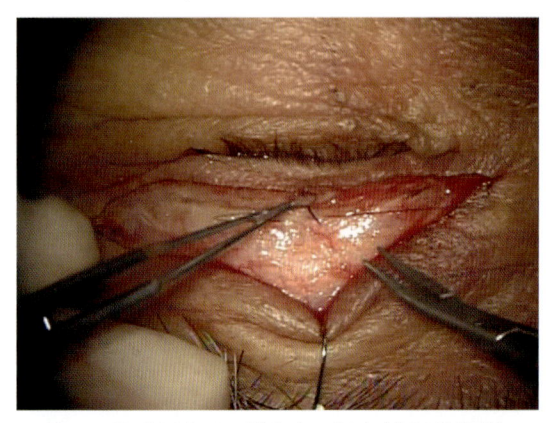

図 8. 睫毛側皮下に縦方向に通糸（穿通枝作成）

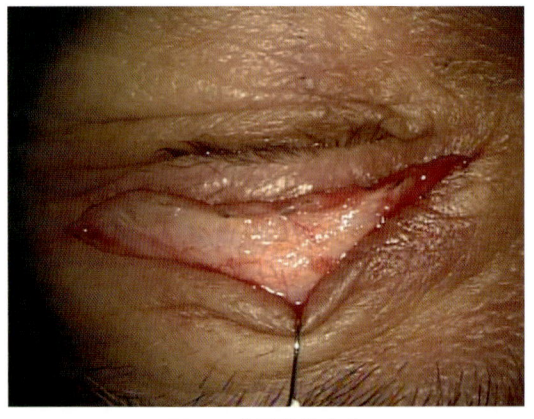

図 9. 穿通枝作成後

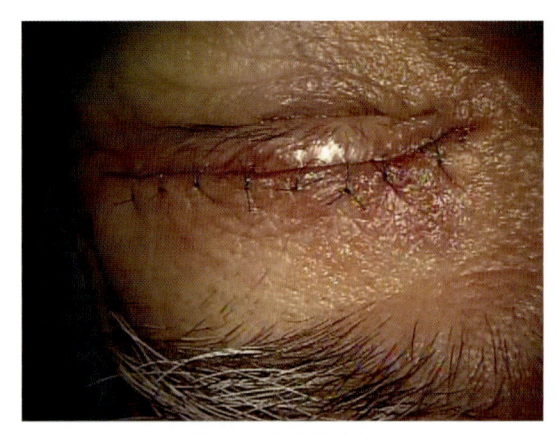

図 10. 皮膚縫合後

### 2）局所麻酔

皮膚直下の血管を避けながら，針は縦方向にして 1%エピネフリン加リドカインを皮内に 2.5 m*l* 注入する（図3）．その後，ガーゼで膨疹を圧迫し皮下に浸潤させる．

### 3）皮膚・眼輪筋の切開および切除

15 番や 15c メスまたはラジオ波を用いて，皮膚および眼輪筋を切開する．切除はスプリング剪刀やラジオ波を用いる．頭側の眼輪筋はやや切除を控えるようにする（図4）．

### 4）瞼板の展開

眼輪筋下を頭側に剝離後，エピネフリン非含有リドカインを瞼板上に注入し（図5），スプリング剪刀やラジオ波を用いて瞼板を展開する（図6）．

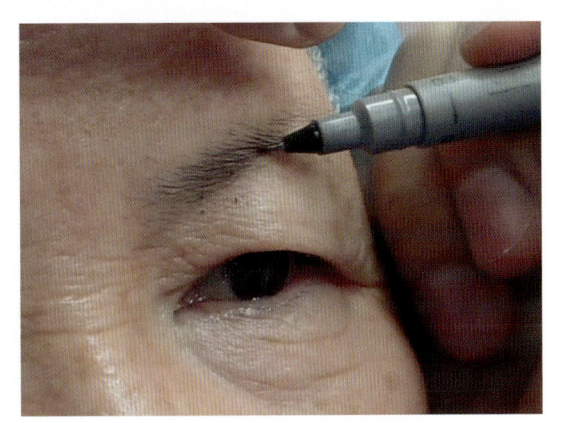

図 11. 坐位で眉毛下にプロット

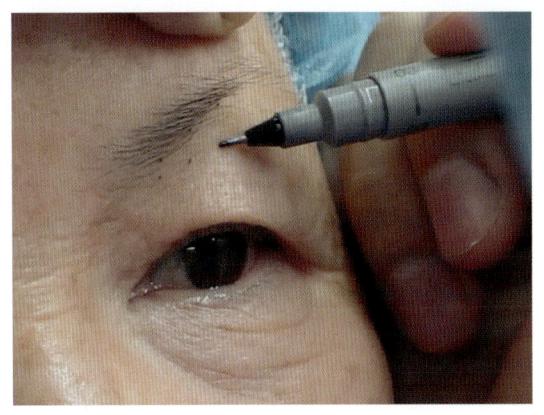

図 12. 術者が眉毛挙上してプロット

### 5）重瞼作成

瞼板に横方向に 6-0 ポリプロピレン糸を通糸した後（図7），睫毛側皮下に縦方向に通糸し（図8），結紮することで重瞼を作成する（図9）．これを合計 5 か所行う．

### 6）追加皮膚切除

坐位で確認し必要なら皮膚を追加切除する．可能な限り，左右の重瞼幅を対称にする．

### 7）皮膚縫合

6-0 ポリプロピレン糸を用いて皮膚縫合を行い終了する（図10）．筆者は開瞼時に瞳孔中央を縫合し，それから内側，外側の順番で縫合を行っている．

## 2．眉毛下皮膚切除

### 1）デザイン

まず坐位で眉毛下縁にプロットし，ペン先は移動させずに上眼瞼縁の睫毛根が見える位置まで眉毛を挙上し，そこで再度プロットする（図11, 12）．これを左右それぞれ 5〜6 か所で繰り返す．次に，臥位になり尾側のプロット位置をさらに 2〜3 mm 尾側にずらす．最後に，プロットを内側から外側までつないでいく．多くの場合，紡錘状に似た形になる（図13）．

### 2）局所麻酔

1％エピネフリン加リドカインを皮下に 2.5 m*l* 注入後，さらに皮膚切開ラインの皮内に 2.5 m*l* を注入する．片眼で合計 5 m*l* 注入する．皮膚縫合時に痛みがないように，やや広めに麻酔を利かせておく．

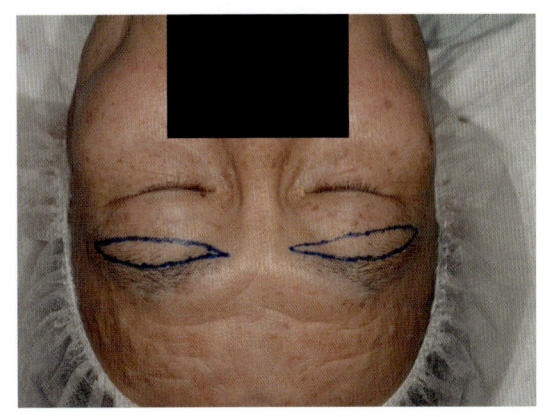

図 13. デザイン

### 3）皮膚切開

デザインに沿って15番か15cメスで皮膚切開する．眉毛下の切開はできるだけ毛根を残すようにメスを斜めに傾けて切開する[2]．尾側の切開は皮膚と垂直に切開する．

### 4）皮膚切除

眼輪筋上で皮膚切除を行う．外側のみ皮下で剝離を行い，挙上した外側の皮膚をペアンかモスキートで把持し内側に牽引すると眼輪筋上で皮膚を除去することができる（図14）．この際，ペアンを把持する手の対側の手を用いて，カウンターをかけると良い．

### 5）仮縫合

バイポーラで止血後（図15），5-0 ナイロンを用いて仮縫合を行う．片眼で 5〜6 か所皮膚縫合を行う．この際，内眼角から頭側外側に向かって縦シワができないように気をつけて行う．特に上眼瞼溝の深い場合や最大皮膚切除量が多い場合には，

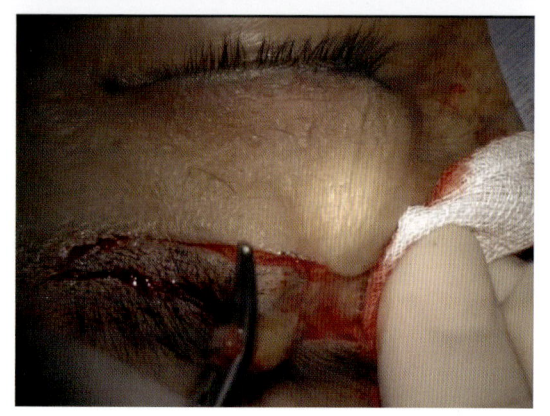

図 14. 皮膚切除

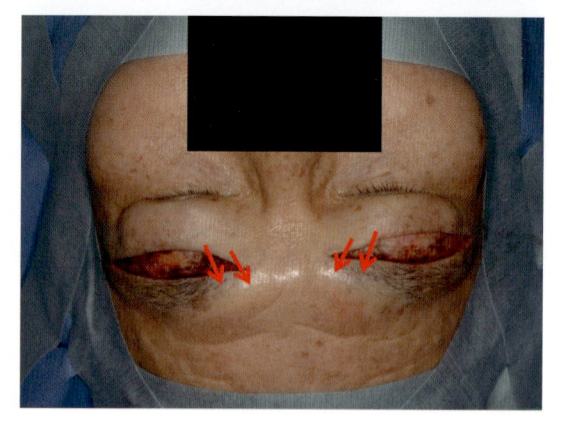

図 15. 止血後

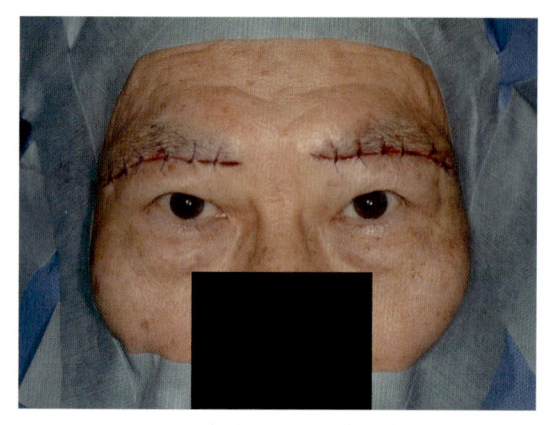

図 16. 仮止めして坐位で確認

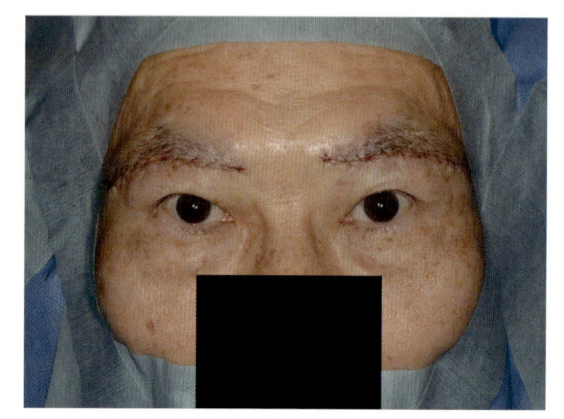

図 17. 術直後の坐位

瞳孔中央のラインより内側の範囲において，尾側の皮膚をやや内側に寄せるように縫合する（図15-赤矢印）.

### 6）坐位で確認

患者に坐位になってもらい，余剰皮膚がないか，そして内側から斜め外側に向かってシワがないかを確認する（図16）. 縦シワが出現した場合には，尾側の皮膚をさらに内側に寄せて仮縫合をし直す. 余剰皮膚がある場合には，坐位のまま鑷子で持ち上げた皮膚をマーキングしておき，臥位に戻ったら追加して切除する.

### 7）皮膚縫合

仮縫合の間を 4-0PDS, 5-0PDS で真皮縫合し，仮縫合をした糸を適宜抜糸する. 皮膚は 6-0 ナイロンで縫合する（図17）.

### さいごに

重瞼部皮膚切除に関しては，過度な皮膚切除による閉瞼不全を引き起こす可能性がある. 例外もあるが，重瞼から眉毛下まで 20 mm 程度は皮膚を残しておいたほうが安全である. 残しておく皮膚に関しては，様々な論文があるが Flowers' rule が有名である[3]. 眉毛下皮膚切除においては，縦シワを防ぐために内側尾側での皮下剥離や内側の皮膚切除を眉間のシワに沿わせるなど工夫が必要となる場合がある. 最初は最大切除幅 8 mm 程度におさえて，残りは重瞼部で切除する方針にしておくと合併症が少ない.

※本稿の図 1〜10 は，小久保健一：眼瞼皮膚弛緩症に対する上眼瞼形成術. MB OCULI, **108**：99-107, 2022. と同様の図を使用している.

### 文 献

1) Har-Shai Y, Hirshowitz B：Extended upper blepharoplasty for lateral hooding of upper eyelid using a scalpel-shaped excision：a 13-year experience. Plast Reconstr Surg, **113**：1028-

1035, 2004.

*Summary* 上眼瞼皮膚切除のデザインについて詳細に記載してある.

2) Ichinose A, Sugimoto T, Sugimoto I, et al : Extended infrabrow excision blepharoplasty for dermatochalasis in Asians. Arch Facial Plast Surg, **13** : 327-331, 2011.

*Summary* 斜切開の操作および写真が詳細に記載してある.

3) Flowers RS : Upper blepharoplasty by eyelid invagination. Anchor blepharoplasty. Clin Plast Surg, **20** : 193-207, 1993.

*Summary* 重瞼部皮膚切除の過度な皮膚切除をしないように公式が記載してある.

MB OCULI. No. 143 : 36−43, 2025

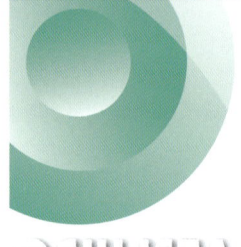

特集／眼瞼手術の勘どころ―視機能・整容・再手術―

# 挙筋短縮術・挙筋腱膜前転術

今川幸宏*

**OCULISTA**

**Key Words :** 挙筋短縮術(levator resection), 挙筋腱膜前転術(levator advancement), 挙筋腱膜(levator apo-neurosis), ミュラー筋(Muller's muscle), MRD(margin reflex distance), 挙筋機能(levator func-tion)

**Abstract :** 眼瞼挙筋短縮術にはいくつかの術式があるが, 本稿では挙筋腱膜とミュラー筋の両方を短縮する挙筋短縮術, 挙筋腱膜のみを短縮する挙筋腱膜前転術について解説する. 挙筋短縮術は軽度～重度の眼瞼下垂まで幅広く対応できること, 他の術式と比較して術中定量時の開瞼状態を維持する能力が高いことが利点になる. 欠点としては出血しやすく手術時間を要することが問題になる. 挙筋腱膜前転術は挙筋短縮術と比較して術中出血が少なく, 手術時間が短いことが利点になる. 欠点としては重度の眼瞼下垂では十分に矯正できないケースがあること, 術中に十分矯正できていても術後に後戻りする割合が挙筋短縮術と比較して多いことなどが問題になる.

## はじめに

眼瞼挙筋短縮術にはいくつかの術式があるが, 大別して挙筋腱膜とミュラー筋の両方を操作する術式, 挙筋腱膜のみを操作する術式, ミュラー筋のみを操作する術式に分類される. 本稿では挙筋腱膜とミュラー筋の両方を短縮する挙筋短縮術(levator resection), 挙筋腱膜のみを短縮する挙筋腱膜前転術(levator advancement)について解説する.

## 挙筋短縮術・挙筋腱膜前転術の特徴

### 1. 挙筋短縮術

挙筋短縮術は軽度～重度の眼瞼下垂まで幅広く対応できることが利点になる. また他の術式と比較して, 術中定量時の開瞼状態を維持する能力が

高い(短～長期的な術後の後戻りが少ない)ことも大きな利点になる. その理由は多因的なものであるが, 主な理由として挙筋短縮術は挙筋腱膜とミュラー筋の両方に通糸して瞼板に縫着するため, 術後に組織が裂ける(cheese wiring)ことによる後戻りを起こしにくいことが考えられる. 欠点としてはミュラー筋を結膜から剝離する必要があるため, 出血しやすく手術時間を要することが問題になる. そのため, 手技に慣れるまでは出血や腫脹によって正確な術中定量をできないといったトラブルを経験する可能性がある.

### 2. 挙筋腱膜前転術

挙筋腱膜前転術はミュラー筋を結膜から剝離する工程がないため, 挙筋短縮術と比較して術中出血が少なく手術時間が短いことが利点になる. 欠点としては重度の眼瞼下垂では十分に矯正できないケースがあること, 術中に十分矯正できていても術後に後戻りする割合が挙筋短縮術と比較して多いことなどが挙げられる.

* Yukihiro IMAGAWA, 〒532-0003　大阪市淀川区宮原 1-6-10　大阪回生病院眼形成手術センター, 部長

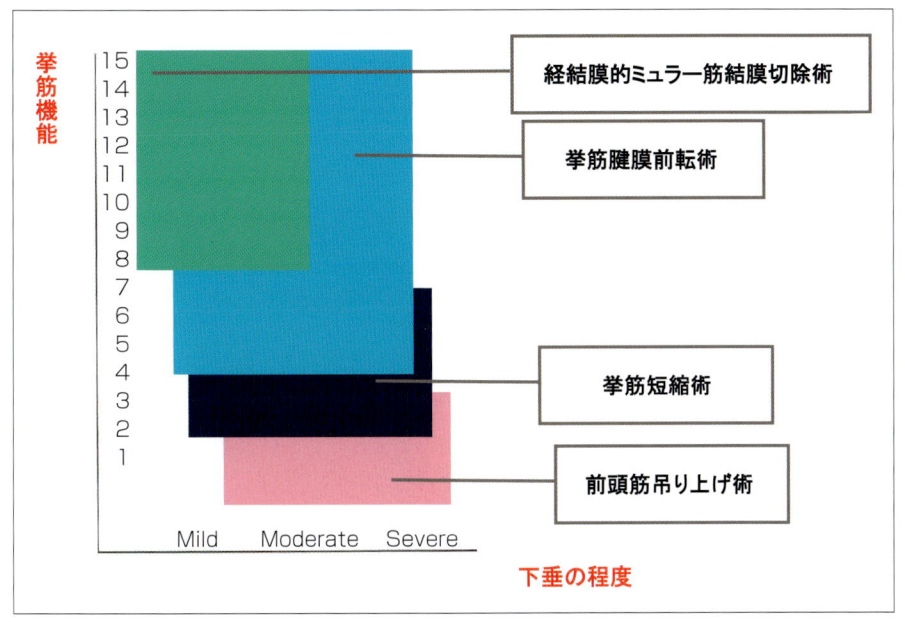

図 1. 下垂の程度と挙筋機能を指標とした眼瞼挙筋短縮術の術式選択
下垂の程度が軽く挙筋機能が保たれている症例では矯正効果がマイルドな術式,
その逆では矯正効果が強い術式を選択する.

（文献 1 の表を改変）

## 適応症例

　眼瞼挙筋短縮術の術式選択は，術前 MRD（margin reflex distance）による下垂の程度と挙筋機能を指標として選択する方法（図 1）が推奨されている[1]．下垂の程度が軽く挙筋機能が保たれている症例では矯正効果がマイルドな術式，その逆では矯正効果が強い術式を選択する．実際の臨床では，術前 MRD と挙筋機能を参考にしつつ，術者ごとの基準で術式を選択することになる．筆者は術後の後戻りを考慮して，中等度〜重度の眼瞼下垂に対しては挙筋短縮術，軽度の眼瞼下垂に対しては挙筋腱膜前転術を選択するようにしている．また再手術例に対しては，眼瞼下垂の程度を問わず，いかなる状態にも対応することができる挙筋短縮術を選択すべきと考えている．

## 手術の手順と手技のポイント

### 1．マーキング

　切開線の高さ（瞼縁から切開線までの距離）は症例によって異なるが，筆者は一番下の睫毛列から 7 mm を基準にし，症例に応じて微調整するようにしている．この際，カリパーを用いて顕微鏡下

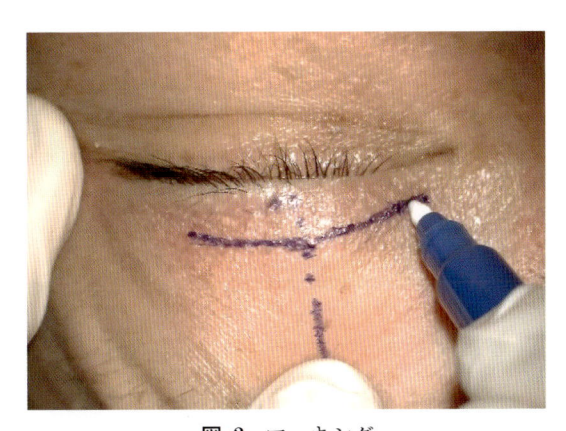

図 2. マーキング
切開線の高さは一番下の睫毛列から 7 mm を基準にする．デザインの内側端は眼瞼幅の内側 1/4，外側端は外側 1/4 を目安とし，皮膚割線に沿うように線を描く．

に睫毛列から切開線までの距離を確認しておくと，大幅なずれや左右差を予防することができる．デザインの内側端は眼瞼幅の内側 1/4，外側端は外側 1/4 を目安とし，皮膚割線に沿うように線を描く（図 2）．必要に応じて余剰皮膚切除のデザインを行うが，その詳細は他稿に譲る．

### 2．麻　酔

　マーキングに沿ってエピネフリン含有 1％または 2％キシロカイン®を皮下に注入し，数分待って

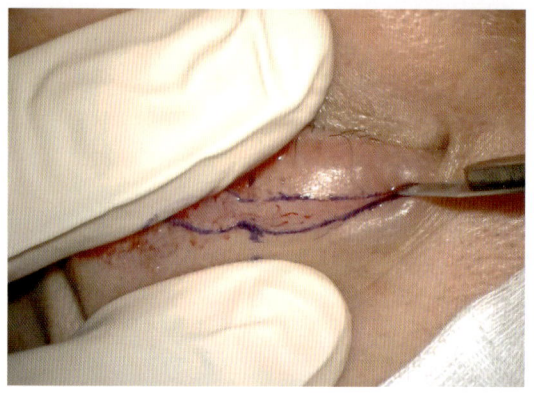

**図 3**. 皮膚切開
デザインに沿って皮膚を 15C メスで切開する.

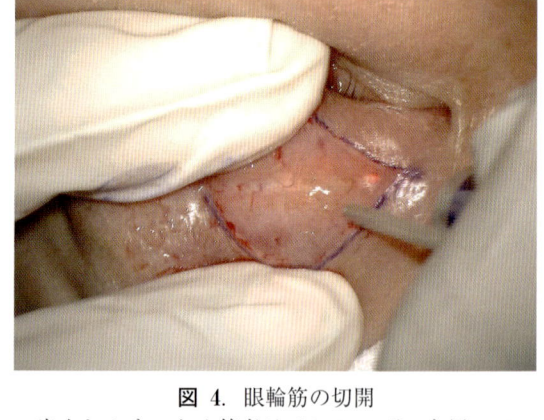

**図 4**. 眼輪筋の切開
出血しやすいため筆者は $CO_2$ レーザーを用いて
行っている.

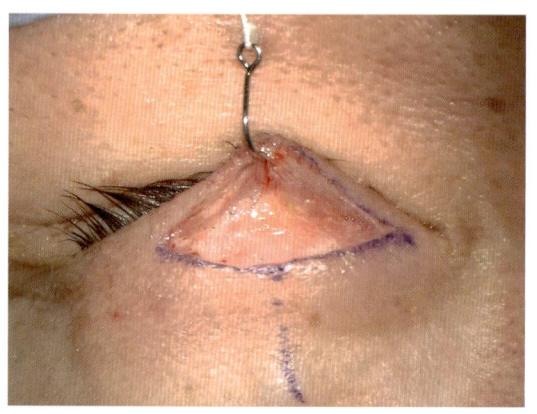

**図 5**. 術野の展開①
睫毛側の眼輪筋下に釣針鉤をかけ,睫毛側断端
を足側へ牽引する.

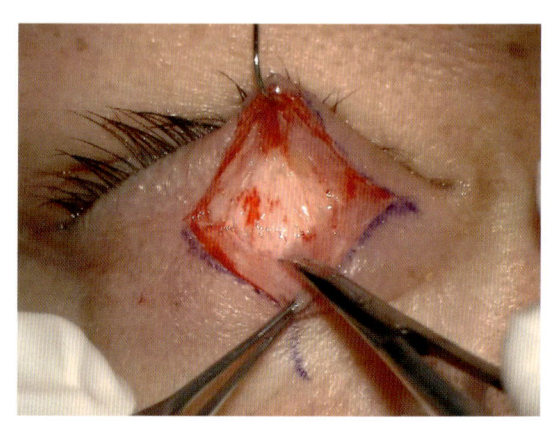

**図 6**. 術野の展開②
スプリング剪刃を用いて眉毛側の眼輪筋下を
適量剥離する.

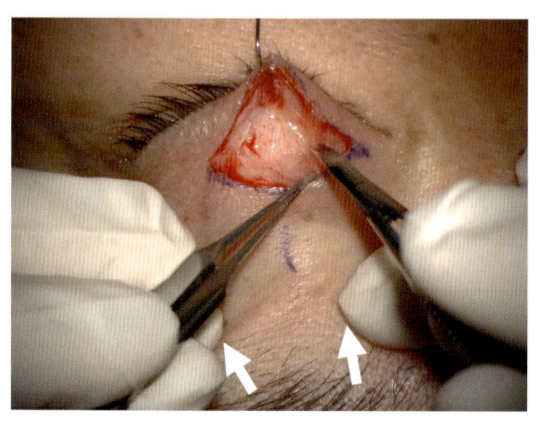

**図 7**. 眉毛側眼輪筋下を適切な層で剥離するコツ
眉毛側眼輪筋を鑷子で腹側に牽引しつつ,両手
の環指(または小指)を用いて皮膚を頭側に牽引
しながら剥離を進めると(白矢印),層の境界に
緊張がかかるため適切な層で剥離しやすくなる.

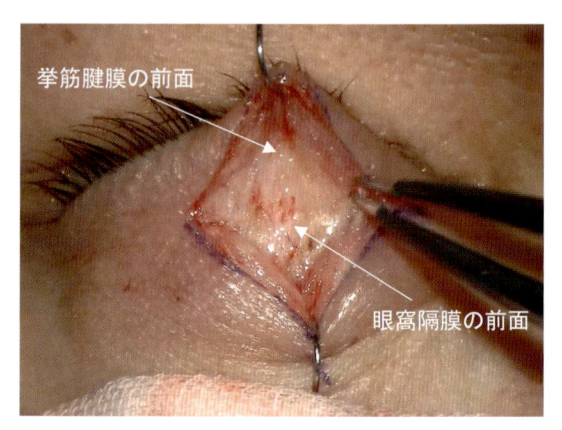

**図 8**. 術野の展開③
剥離した眉毛側眼輪筋下に釣針鉤をかけ眉毛側
断端を頭側へ牽引すると,瞼板に付着する挙筋
腱膜および眼窩隔膜の前面が露出される.

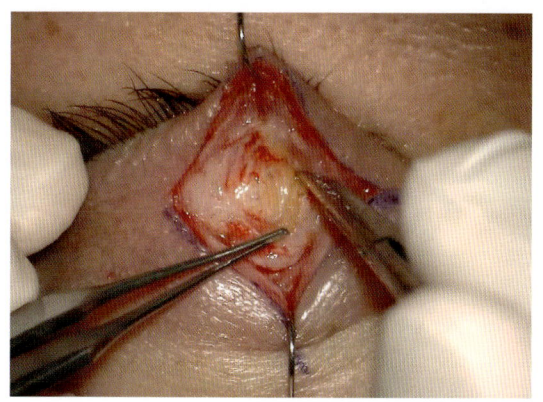

**図 9.** 挙筋腱膜の切開
瞼板上縁よりやや瞼縁寄りで，スプリング剪刃
を用いて挙筋腱膜を切開し瞼板前面を露出する．

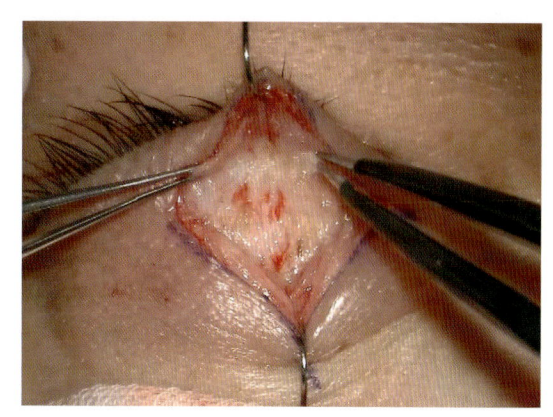

**図 10.** 挙筋腱膜切開のコツ
予定切開ラインをバイポーラーで凝固してから
切開すると，組織が収縮するため切開しやすく，
また出血予防効果も期待できる．

から手術を開始する．結膜側への麻酔は術中の開
瞼状態に影響する可能性があるため，筆者は極力
施行しないようにしている．術中に疼痛を訴える
場合のみ，上眼瞼を翻転してエピネフリン非含有
2％キシロカイン®を瞼板上縁やや頭側の結膜下
に注入している．

### 3．皮膚切開

デザインに沿って皮膚を 15C メスで切開する
（図3）．次いで眼輪筋を切開するが，この工程は
出血しやすいため筆者は $CO_2$ レーザーを用いて
行っている（図4）．皮膚，眼輪筋全層を切開でき
れば，バイポーラーを用いて十分に止血する．

### 4．術野の展開

睫毛側の眼輪筋下に中村氏釣針型開創鈎（以下，
釣針鈎）をかけ，睫毛側断端を足側へ牽引する（図
5）．次いで，スプリング剪刃を用いて眉毛側の眼
輪筋下を適量剥離する（図6）．この際，眉毛側眼
輪筋を鑷子で腹側に牽引しつつ，両手の環指（ま
たは小指）を用いて皮膚を頭側に牽引しながら剥
離を進めると，層の境界に緊張がかかるため適切
な層で剥離しやすくなる（図7）．剥離した眉毛側
眼輪筋下に釣針鈎をかけ眉毛側断端を頭側へ牽引
すると，瞼板に付着する挙筋腱膜および眼窩隔膜
の前面が露出される（図8）．

### 5．挙筋腱膜の切開と瞼板の露出

瞼板上縁よりやや瞼縁寄りで，スプリング剪刃
を用いて挙筋腱膜を切開し瞼板前面を露出する

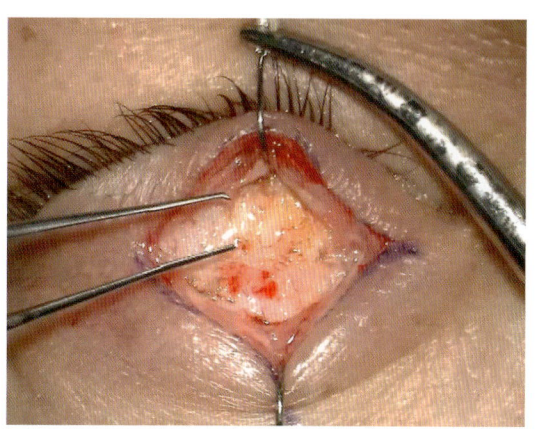

**図 11.** 釣針鈎のかけ直し
睫毛側眼輪筋下にかけていた釣針鈎を切開した
挙筋腱膜下にかけ直し，睫毛側断端の足側への
牽引を強めておく．

（図9）．この際，予定切開ラインをバイポーラー
で凝固してから切開すると，組織が収縮するため
切開しやすく，また出血予防効果も期待できる
（図10）．ここで睫毛側眼輪筋下にかけていた釣針
鈎を切開した挙筋腱膜下にかけ直し，睫毛側断端
の足側への牽引を強めておく（図11）．この作業を
行うことで挙筋腱膜とミュラー筋に緊張がかかる
ため，後の剥離操作がやりやすくなる．次いで，
眉毛側に向かって挙筋腱膜下の剥離を進め，瞼板
上縁を露出する（図12）．瞼板を剥き出しにするイ
メージで剥離を進めると，瞼板上縁〜前面をきれ
いに露出することができる．

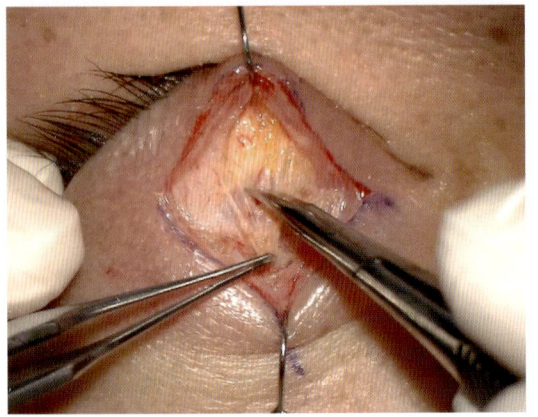

**図 12.** 瞼板上縁の露出
眉毛側に向かって挙筋腱膜下の剥離を進め，
瞼板上縁を露出する．

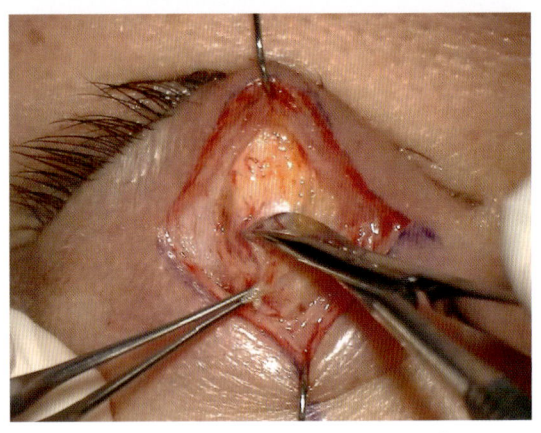

**図 13.** ミュラー筋と結膜間の剥離①
スプリング剪刃をミュラー筋に対して垂直に刺
入し，剪刃の開閉を繰り返しながらミュラー筋
線維を鈍的に裂くようにして結膜まで到達する．

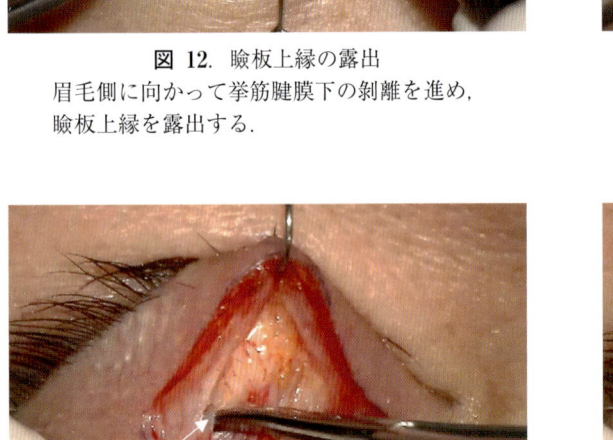

ミュラー筋

結膜

**図 14.** ミュラー筋と結膜間の剥離②
隙間から確認できるミュラー筋と結膜の境界に
スプリング剪刃の先端を当て，瞼板の上縁に沿
うようにして境界の剥離を鈍的に進める．

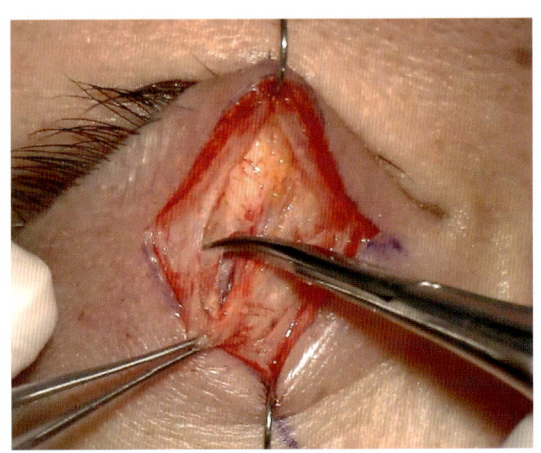

**図 15.** ミュラー筋と結膜間の剥離③
ある程度剥離したら，ミュラー筋をバイポー
ラーで凝固して切断する．

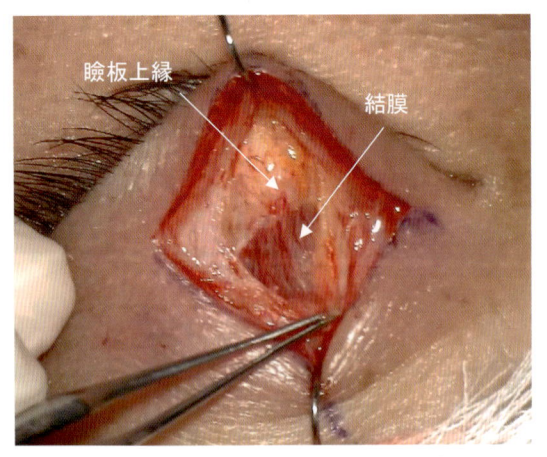

瞼板上縁

結膜

**図 16.** ミュラー筋と結膜間の剥離④
この操作を繰り返し，ミュラー筋と瞼板上縁の
剥離を完成させる．

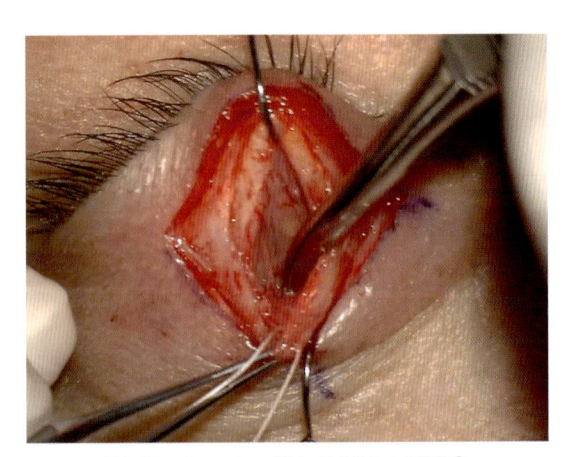

**図 17.** ミュラー筋と結膜間の剥離⑤
牽引糸を腹側〜頭側に牽引しつつ，ミュラー筋
裏面と結膜の境界を剥離する．

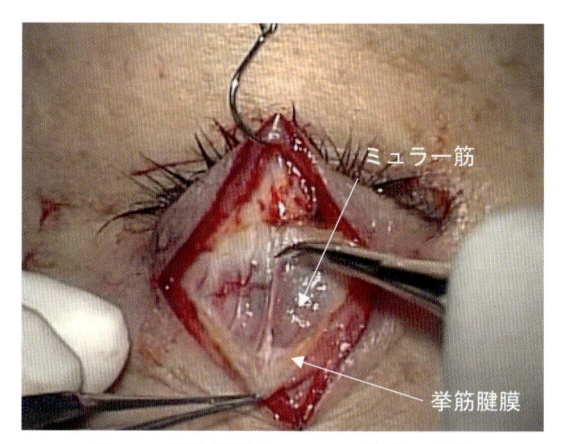

**図 18.** 挙筋腱膜とミュラー筋間の剥離
挙筋腱膜とミュラー筋間は疎な結合織で接着しているため，ミュラー筋裏面と結膜間の剥離と同様，層間に十分な緊張がかかっていれば容易に剥離することができる．

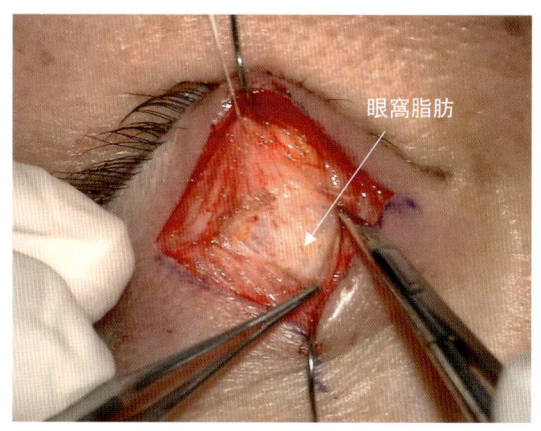

**図 19.** 眼窩隔膜の切開
眼窩隔膜を最初に切開する位置は，挙筋腱膜の前面に眼窩脂肪がある位置で（眼窩隔膜の翻転部からやや距離を取って）切開する．

## 6．ミュラー筋と結膜間/挙筋腱膜とミュラー筋間の剥離

この工程は挙筋短縮術と挙筋腱膜前転術で操作が異なるため，それぞれに分けて手順を解説する．

### 1）挙筋短縮術

挙筋腱膜とミュラー筋の両方を短縮するため，ミュラー筋と結膜間を剥離する．最初の工程として，まず瞼板上縁に付着するミュラー筋に結膜まで達する「隙間」を作成する．隙間はミュラー筋に最も緊張がかかる位置が作成しやすく，瞼縁側と眉毛側断端に1本ずつ釣針鉤を使用して開創する場合には，瞼板中央付近が作成しやすい．スプリング剪刃をミュラー筋に対して垂直に刺入し，剪刃の開閉を繰り返しながらミュラー筋線維を鈍的に裂くようにして結膜まで到達する（図13）．次に，隙間から確認できるミュラー筋と結膜の境界にスプリング剪刃の先端を当て，瞼板の上縁に沿うようにして境界の剥離を鈍的に進める（図14）．ある程度剥離したら，ミュラー筋をバイポーラーで凝固して切断する（図15）．この操作を繰り返し，ミュラー筋と瞼板上縁の剥離を完成させる（図16）．ミュラー筋に十分な緊張がかかっていないと正確な層間での剥離ができないため，この工程では挙筋腱膜・ミュラー筋を絶えず頭側に牽引しながら進めることが重要になる．次いで，剥離したミュラー筋と挙筋腱膜の断端に牽引糸（4-0

絹糸）をかけ，ミュラー筋と挙筋腱膜を一塊にする．牽引糸を腹側〜頭側に牽引しつつ，ミュラー筋裏面と結膜の境界を剥離する（図17）．ミュラー筋裏面と結膜間の接着は頭側に向かうほど弱くなるため，瞼板上縁でミュラー筋を結膜から適切な層で剥離できていれば，ミュラー筋裏面と結膜間の剥離はスプリング剪刃を用いて容易に行うことができる．

### 2）挙筋腱膜前転術

挙筋腱膜を短縮するため，挙筋腱膜とミュラー筋間を剥離する．この工程は，挙筋短縮術におけるミュラー筋裏面と結膜間の剥離と同様の操作になる．挙筋腱膜とミュラー筋間は疎な結合織で接着しているため，ミュラー筋裏面と結膜間の剥離と同様，層間に十分な緊張がかかっていれば容易に剥離することができる（図18）．

### 7．眼窩隔膜の切開と挙筋腱膜前面の露出

挙筋腱膜の前面を露出するため眼窩隔膜を切開する．まず牽引糸を足側へ牽引し，鉗子でドレープに固定する．次に眼窩隔膜を切開するが，誤って眼窩隔膜と一緒に挙筋腱膜を切開しないよう注意する必要がある．眼窩隔膜を最初に切開する位置は，挙筋腱膜の前面に眼窩脂肪がある位置で（眼窩隔膜の翻転部からやや距離を取って）切開する（図19）．

挙筋腱膜前面を覆う眼窩脂肪は耳側のほうが同

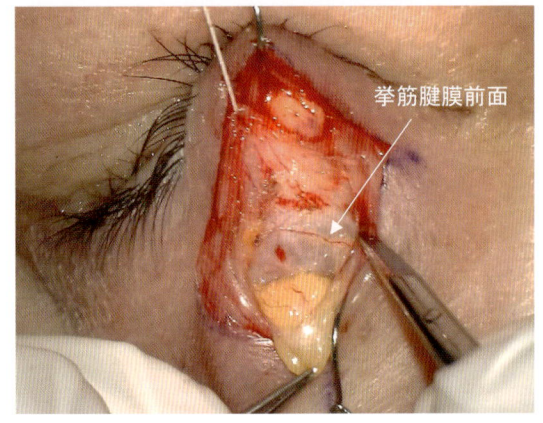

図 20. 挙筋腱膜前面の露出
眼窩隔膜を切開して眼窩脂肪と結合織を分けて進むと，光沢のある挙筋腱膜の前面が確認できる．

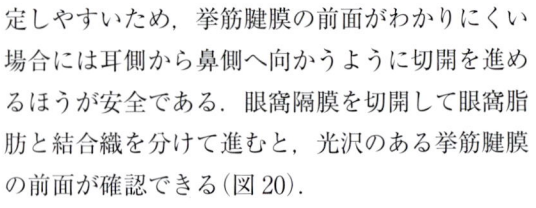

定しやすいため，挙筋腱膜の前面がわかりにくい場合には耳側から鼻側へ向かうように切開を進めるほうが安全である．眼窩隔膜を切開して眼窩脂肪と結合織を分けて進むと，光沢のある挙筋腱膜の前面が確認できる（図 20）．

### 8. 挙筋腱膜・ミュラー筋/挙筋腱膜の短縮と術中定量

挙筋腱膜の中央（挙筋腱膜がおおよそ二等辺三

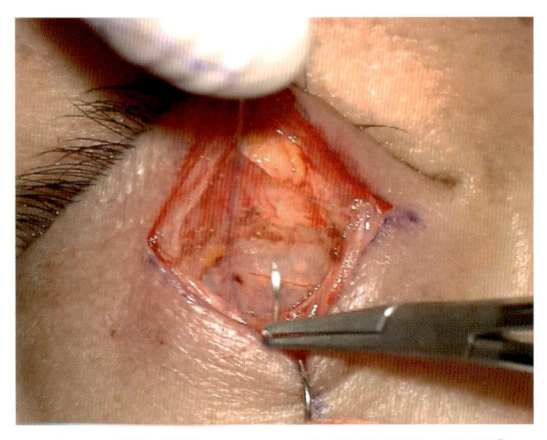

図 21. 挙筋腱膜・ミュラー筋/挙筋腱膜の短縮①
挙筋腱膜の中央（挙筋腱膜がおおよそ二等辺三角形を形成するように足側へ牽引した際の頂角の二等分線上）に6-0ポリプロピレン糸を通糸する．

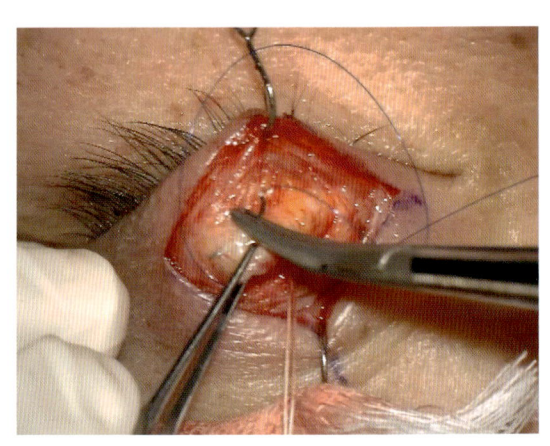

図 22. 挙筋腱膜・ミュラー筋/挙筋腱膜の短縮②
瞳孔直上の瞼板上方1/3の高さに水平マットレス縫合で仮固定する．

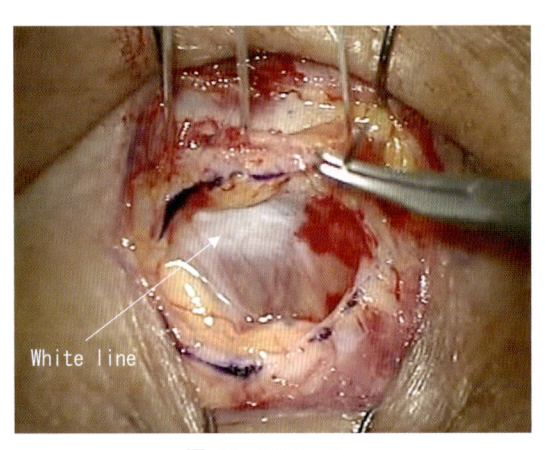

図 23. White line
挙筋腱膜に通糸する位置は症例によって調整するが，眼窩隔膜の翻転部から数ミリ頭側に認める white line（帯状の白くなった部分）上にまず通糸すると矯正が適当であることが多く，1つの目安になる．

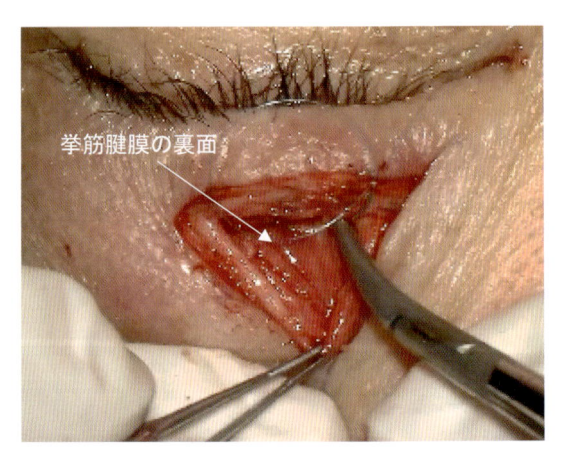

図 24. 重瞼の作成と皮膚縫合
筆者は皮膚縫合時に挙筋腱膜の裏面（瞼板に縫着した位置よりもやや末梢側）を縫い込むようにして皮膚を縫合することで，瞼縁側皮下と挙筋腱膜断端の癒着を形成し重瞼を作成している．

角形を形成するように足側へ牽引した際の頂角の二等分線上）に 6-0 ポリプロピレン糸を通糸し（図21），瞳孔直上の瞼板上方1/3の高さに水平マットレス縫合で仮固定する（図22）．挙筋腱膜に通糸する位置は症例によって調整するが，眼窩隔膜の翻転部から数ミリ頭側に認める white line（帯状の白くなった部分）上にまず通糸すると矯正が適当であることが多く，1つの目安になる（図23）．座位にして開閉瞼の状態と瞼縁の形状を確認し，問題があれば通糸位置を調整する．瞼縁のカーブがきれいにできない場合には，中央に留める糸だけできれいなカーブができるまで瞼板への縫着位置を調整したほうが良い．理想の状態になれば糸を結紮し，必要に応じて鼻側，耳側でも同様の手順で 6-0 ポリプロピレン糸の通糸を行う．

## 9．重瞼の作成と皮膚縫合

重瞼を作成するためには瞼縁側皮下と挙筋腱膜の断端付近（もしくは瞼板）を癒着させる必要があり，いくつかの方法がある．筆者は皮膚縫合時に挙筋腱膜の裏面（瞼板に縫着した位置よりもやや末梢側）を縫い込むようにして皮膚を縫合することで，瞼縁側皮下と挙筋腱膜断端の癒着を形成し重瞼を作成している（図24）．内側，中央，外側の3か所で重瞼を作成しながら皮膚縫合を行い，必要に応じて適宜皮膚縫合を追加して手術を終了する．

## 文 献

1) Cetinkaya A, Brannan PA : Ptosis repair options and algorithm. Curr Opin Ophthalmol, **19**(5) : 428-434, 2008.
   *Summary* 眼瞼下垂の程度と挙筋機能を指標とした眼瞼下垂術式選択のアルゴリズムについて述べた文献.

# 超アトラス 眼瞼手術

## —眼科・形成外科の考えるポイント—

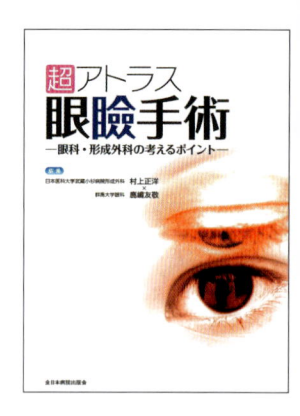

**編　集**　日本医科大学武蔵小杉病院形成外科　**村上正洋**
群馬大学眼科　**鹿嶋友敬**

B5 判/オールカラー/258 頁/定価 10,780 円（本体 9,800 円＋税）
2014 年 10 月発行

アトラスを超える**超アトラス**！
眼瞼手術の基本・準備から，部位別・疾患別の術式までを
盛り込んだ充実の内容.
**786** 枚の図を用いたビジュアル的な解説で，実際の手技が
イメージしやすく，眼形成初学者にも熟練者にも必ず役立
つ 1 冊です！

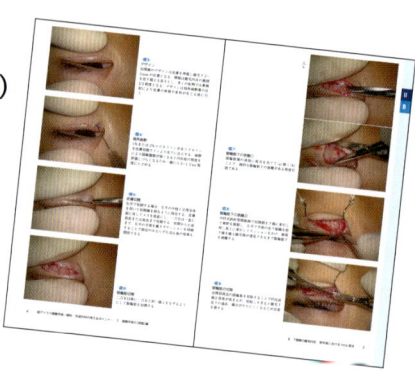

## 目次

**株式会社 全日本病院出版会**　〒113-0033 東京都文京区本郷 3-16-4　Tel:03-5689-5989
www.zenniti.com　Fax:03-5689-8030

MB OCULI. No. 143：45−51, 2025

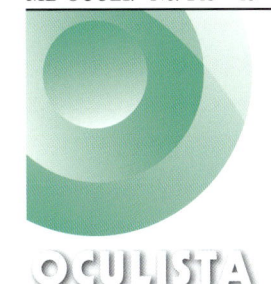

# 前頭筋吊り上げ術

城野美保[*1]　渡辺彰英[*2]

**Key Words :** 前頭筋吊り上げ術(frontalis suspension procedure)，先天眼瞼下垂(congenital ptosis)，眼瞼下垂(ptosis)，視機能改善(improvement of visual function)，眼瞼挙筋機能(levator function)

**Abstract :** 前頭筋吊り上げ術は，挙筋機能がない，または極めて弱い患者に対し，上眼瞼を前頭筋と連結し，眉毛挙上により開瞼を補助する手術である．挙筋機能のない，または弱い患者に挙筋短縮術を施行すると重篤な兎眼や角膜上皮障害を生じるため，前頭筋吊り上げ術が適している．

主な適応は先天眼瞼下垂で，3歳未満であればナイロン糸による吊り上げ，3歳以降であればゴアテックス® シートや大腿筋膜などによる吊り上げ術を行う．各素材には長所と短所があるため，患者に応じた選択が重要である．

いずれの方法であっても，術後しばらくは閉瞼不全が生じるため，角膜上皮障害を防ぐための眼軟膏などの保存的治療を要する．また，術後の顔貌に大きな変化を与えるため，術前の顔貌を確認し，術後の仕上がりを予想したデザインにすることが重要である．特に片側手術の場合は左右対称性を考慮して手術を行う必要がある．

## はじめに

前頭筋吊り上げ術とは，挙筋機能がない，または非常に弱い患者の上眼瞼と前頭筋を連結して，眉毛挙上で開瞼させる方法である．連結する素材にはナイロン糸やEPTFEパッチⅡ（以下，ゴアテックス® シート）などの人工物や，大腿筋膜などの自家組織[1]などを使用する．挙筋機能のない，または弱い患者に挙筋短縮術を施行すると閉瞼不全や兎眼は必発であり，重篤な角膜上皮障害を生じる可能性がある．そのため，挙筋機能がない，または弱い患者では前頭筋吊り上げ術が適している．

[*1] Miho SHIRONO, 〒602-0841　京都市上京区河原町通広小路上る梶井町 465　京都府立医科大学眼科学教室
[*2] Akihide WATANABE, 同教室，講師

## 適応と代表疾患

前頭筋吊り上げ術の適応は挙筋機能が不良な患者である．挙筋機能の測定は，検者が患者の眉毛部を押さえ，患者に下方視から上方視をさせて上眼瞼縁の移動の幅を確認する．一般的には移動幅が4 mm 以下の場合を挙筋機能不良とするが，先天眼瞼下垂では挙筋機能が0 mm であることが多い．

小児の先天眼瞼下垂では，出生時より挙筋の線維化や形成不全がある[2]ため，開瞼時に片側あるいは両側の開瞼不良を認める（図1）．両親が気づくか，小児科で指摘されて受診することが多い．眼瞼下垂により視野狭窄をきたすため，眉毛挙上や顎挙上で視野を確保していることが多い[3]．診察時に瞳孔領が露出し，弱視発症のリスクがなければ就学前や局所麻酔下の手術が可能になってか

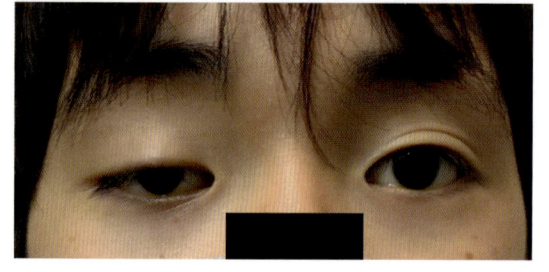

**図 1．右先天眼瞼下垂患者**
右眼は上眼瞼縁が角膜を覆い，瞳孔領は下方が
確認できる程度である．右眉毛挙上も認める．

らなど待機的手術で構わない．整容面を重視する
のであれば局所麻酔での手術のほうが確実な術中
定量を行える．しかし，瞳孔反射がみられないよ
うであれば形態覚遮断弱視のリスクがあるため，
早期の手術計画が必要になる可能性がある[4]．

## 禁　忌

顔面神経麻痺などで前頭筋による眉毛挙上が不
可能な場合は，術後の下垂改善が期待できないた
め手術適応とはならない．挙筋機能が良い症例で
は吊り上げ術ではなく，挙筋短縮術などの他の術
式を選択する．

## 合併症と対策

**角膜上皮障害**：挙筋機能がない，または非常に
弱い患者では，挙筋の収縮だけでなく伸展障害も
認める[5]．そのため，術後しばらくの間，就寝時
は開瞼したままになりドライアイや角膜上皮障害
を生じる可能性がある．対策としては眠前のオフ
ロキサシン軟膏などの眼軟膏の点入を行う．

約1〜2か月経過すると眼輪筋の収縮機能が回
復し，閉瞼不全は改善することが多い．

## 材質による特徴と合併症

上眼瞼と瞼板を連結する素材は様々なものがあ
る．どの素材にも長所と短所があるため，適切に
選択する必要がある．

### 1．ナイロン糸

簡便で手術侵襲が少ないが，ゴアテックス®
シートと比較すると徐々に吊り上げ効果が減弱
し，平均して約2年で62%の患者に眼瞼下垂が再

発すると報告されている[6][7]．再手術が必要になる
可能性についても説明が必要である．短時間で出
血量も少ないため顔面の発達が未熟な，およそ3
歳未満の患者や高齢者で適応を検討する．

### 2．ゴアテックス®シート

吊り上げ効果が強く[8]，長期間でも伸縮しない
ので術後の状態が予想しやすい．ただし，操作は
ナイロン糸より煩雑となるため，手術時間，出血
量はともに多くなる．また，人工物のため感染リ
スクや，素材の留置部位が体表付近だと素材自体
の皮膚外への露出や肉芽発症につながる．

### 3．自家組織

大腿筋膜の使用が一般的だが，最近では側頭筋
膜の使用報告も増えている．自家組織では異物反
応は人工物よりも低いとされているが，移植直後
から術後3〜6年までは組織が収縮することが報
告されている．また，術後10年前後で筋膜拘縮に
よる重篤な兎眼や睫毛内反をきたすこともあ
る[9]．筋膜採取時に周辺部組織をどれだけ付属で
きるかによっても収縮の程度が変わる[10]．筋膜の
採取，およびどの程度収縮するかについて術前に
予想することは難しい．また，大腿筋膜の場合は
術後の歩行時痛なども説明しておく必要がある．

## 術前準備

顔貌の確認が重要である．特に片眼下垂の場合
は，対側の眼の開瞼程度や開瞼した際の重瞼位
置，瞼縁のアーチを確認しておく．

また両側の眉毛位置の確認をしておくと術後開
瞼の程度が予測できる．術後は患者自身で眉毛を
挙上して開瞼する必要がある．術前から眼瞼下垂
側の眉毛を挙上している患者のほうが術後開瞼の
程度が良い[11]．

## 手術手技

### 1．重瞼ラインの作成（図2）

まずは重瞼となる皮膚切開線の位置を決める．
片眼手術の場合は健側の開瞼時の重瞼高と同じ幅
になるようにデザインする．

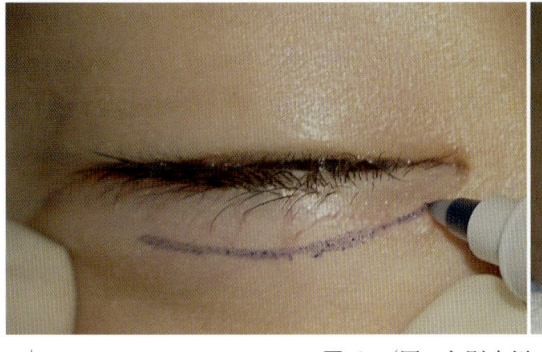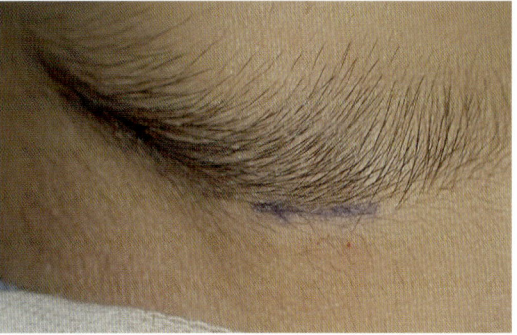

a | b

**図 2.**（図 1 と別症例，図 2〜9 は同症例）
　　a：重瞼は対側の重瞼に合わせてデザインする.
　　b：眉毛に被るように 1 cm 程度でデザインする.

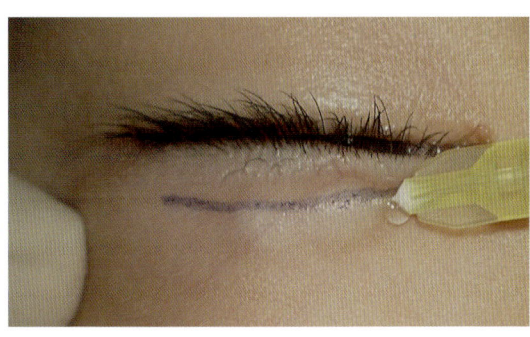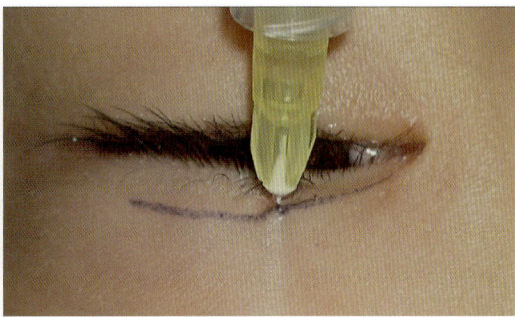

a | b

**図 3.**
　　a：重瞼，眉毛に局所麻酔を投与する.
　　b：皮下トンネル部分も出血予防に投与しておく.

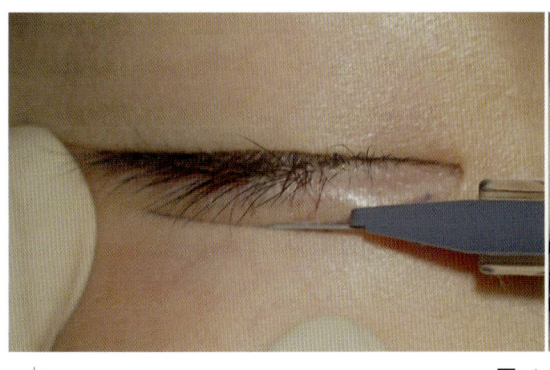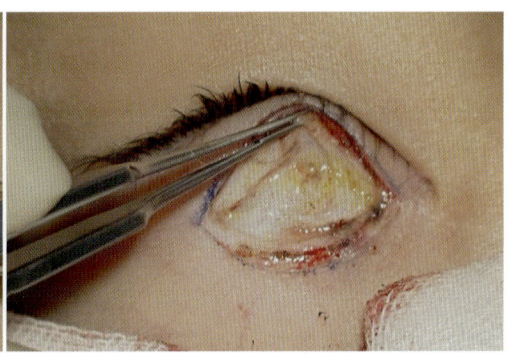

a | b

**図 4.**
　　a：デザイン通りにメスで切開を行う.
　　b：二股にしたゴアテックス® シートが縫合できるよう十分な瞼板を露出する.

　次に眉毛上の切開位置を決める. 瞳孔領上を基本として，その位置を指で頭側に引き上げると開瞼時の上眼瞼のカーブをイメージしやすくなる. 位置を決めたらそこを中心に幅 1 cm 強をマーキングする.

**2. 麻　酔**（図 3）

　瞼縁と眉毛上のマーキング部位に局所麻酔として 2％エピネフリン入りキシロカインを注入し，その間にあるゴアテックス® シートを通す予定の眼輪筋にも麻酔を注入する.

**3. 瞼板露出**（図 4）

　15c メスでマーキング通りに皮膚を切開し，眼輪筋下を分けて瞼板を露出する.

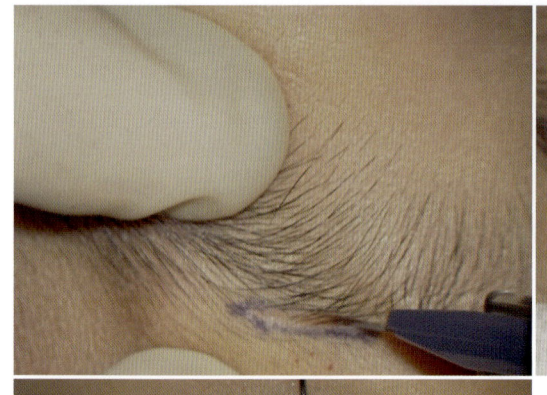
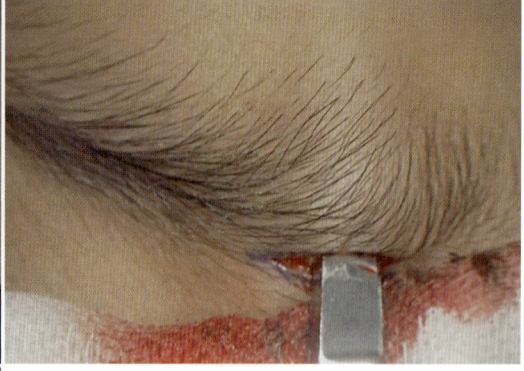
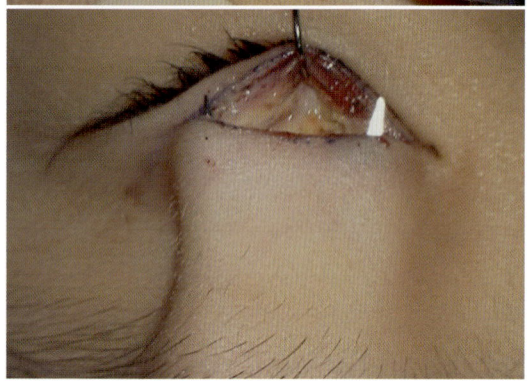

図 5.
a：眉毛上を切開する.
b：皮膚深層で眼瞼側に向かって剪刃を進める.
c：剪刃を可能な範囲で開き，ゴアテックス®
　シートが入るスペースを十分確保する.

### 4．眉毛部切開〜皮下トンネル作成（図5）

眉毛皮膚のマーキング位置をメスで切開し，直の眼科剪刃を用いて骨に触れるまで直角に挿入し，前頭筋を分ける．刃の先端が眉毛上から眼輪筋下を通過し，眼窩隔膜と眼瞼挙筋腱膜の間から刃の先端が出るようにトンネルを作成する．このとき，トンネルが皮下の浅い部位に迷入しないように注意する．瞼板まで到達したら剪刃をしっかり開いて皮下トンネルに幅を持たせ，この後のゴアテックス®シートが通るスペースを確保する.

### 5．ゴアテックス®シートを作成

約5 cm×1 cm程度にカットしたゴアテックス®シートを使用する．先端を1 cmほどカットし，二股にする.

### 6．瞼板に固定（図6）

二股にしたゴアテックス®シートのそれぞれの内側を6-0ナイロンで瞳孔を挟むような位置で瞼板と縫合する．眉毛上の切開部分から出たシートを上方に牽引し，瞼縁のカーブを確認し，瞼板側のゴアテックス®シートの通糸位置でカーブの形を調整する．このとき，図7のように上眼瞼鼻側は

挙上しやすいため，ゴアテックス®シートを上方に牽引して鼻側の挙上が強いようであれば瞼板の縫合位置を足側に変更するか，耳側のゴアテックス®シートの通糸位置を頭側に変更する（図6-c）.

位置が決まったらゴアテックス®シートと瞼板を6-0ナイロン糸で計4か所縫合する．ゴアテックス®シートが皮膚の浅層に露出すると，術後に肉芽が生じる可能性があるため，皮膚縫合の際には眼輪筋でゴアテックス®シートを被覆するよう意識する．7-0アスフレックス糸またはナイロン糸で重瞼位置の皮膚，その直下の眼輪筋，対側の皮膚を3〜4か所程度縫合すると，自然とゴアテックス®シートが覆われるうえに重瞼作成の要領で睫毛が立つので術後の睫毛内反症を予防できる．睫毛を立てなければ，術後睫毛が眼表面側へ倒れてしまい眼異物感や眼表面の障害につながることがあるため，睫毛を立てておくことが重要である．その後，7-0アスフレックス糸やナイロン糸で皮膚縫合を行う．小児など，術後に抜糸が困難な患者であれば7-0バイクリル糸など吸収糸を使用する.

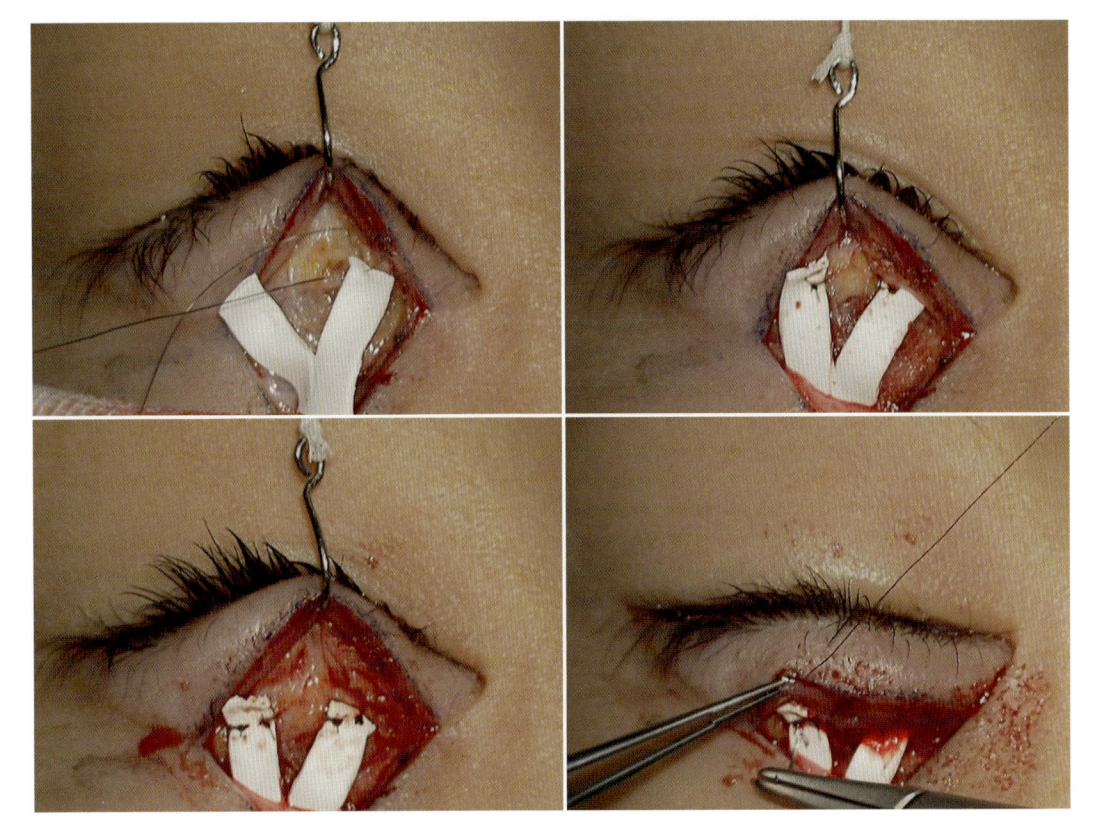

図 6.

a | b
c | d

a：鼻側のゴアテックス®シートを内側から瞼板に縫合する.
b：次に耳側のゴアテックス®シートの内側を縫合する.
c：それぞれのゴアテックス®シートの耳側を縫合する. このとき, 開瞼して鼻側が挙上し
　 やすければ, 鼻側よりも耳側の縫合位置を頭側に変更する.
d：足側皮膚の眼輪筋−瞼板（ゴアテックス®シート）−頭側皮膚の眼輪筋を縫合し眼輪筋で
　 ゴアテックス®シートを被覆し, 睫毛も立てる.

## 7. 前頭筋に固定～眉毛部縫合（図8）

　上眼瞼皮膚の縫合を終えた後に前頭筋とゴア
テックス®シートを縫合する. 前頭筋とゴアテッ
クス®シートの縫合の後に上眼瞼の皮膚を縫合し
ようとすると非常に操作しにくくなるため, 必ず
この順で操作を行う. まずはゴアテックス®シー
トを上方に牽引し, 開瞼程度を見ながら縫合位置
を決定する. 最終的な上眼瞼位置は, 局所麻酔で
あれば開瞼時に左右差がなくなることを目安と
し, 全身麻酔であれば瞼縁が角膜上縁に少し被る
程度を目安とする. 理想の位置が決まれば, 用手
的に牽引している眉毛上のゴアテックス®シート
の固定位置をマーキングする. マークした位置で
ゴアテックス®シート, 前頭筋, ゴアテックス®
シートの順に6-0ナイロン糸で通糸し, ゴアテッ
クス®シートと前頭筋をU字縫合する. ゴアテッ

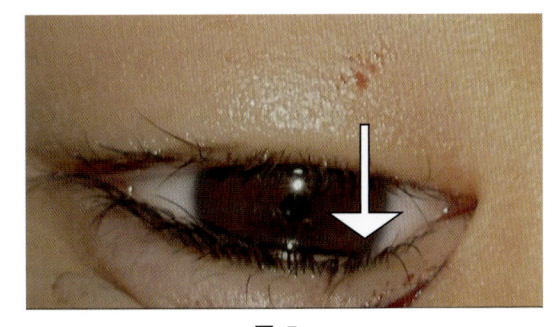

図 7.
耳側に対して鼻側（矢印）が挙上している.

クス®シートを固定できたら, 縫合した位置より
頭側に少し余白を残してゴアテックス®シートを
切断する. ゴアテックス®シート先端の鼻側と耳
側も前頭筋に縫合する. 頭側のゴアテックス®
シートの余白部分は前頭筋下に埋め込み, さらに
前頭筋を7-0アスフレックス糸またはナイロン糸

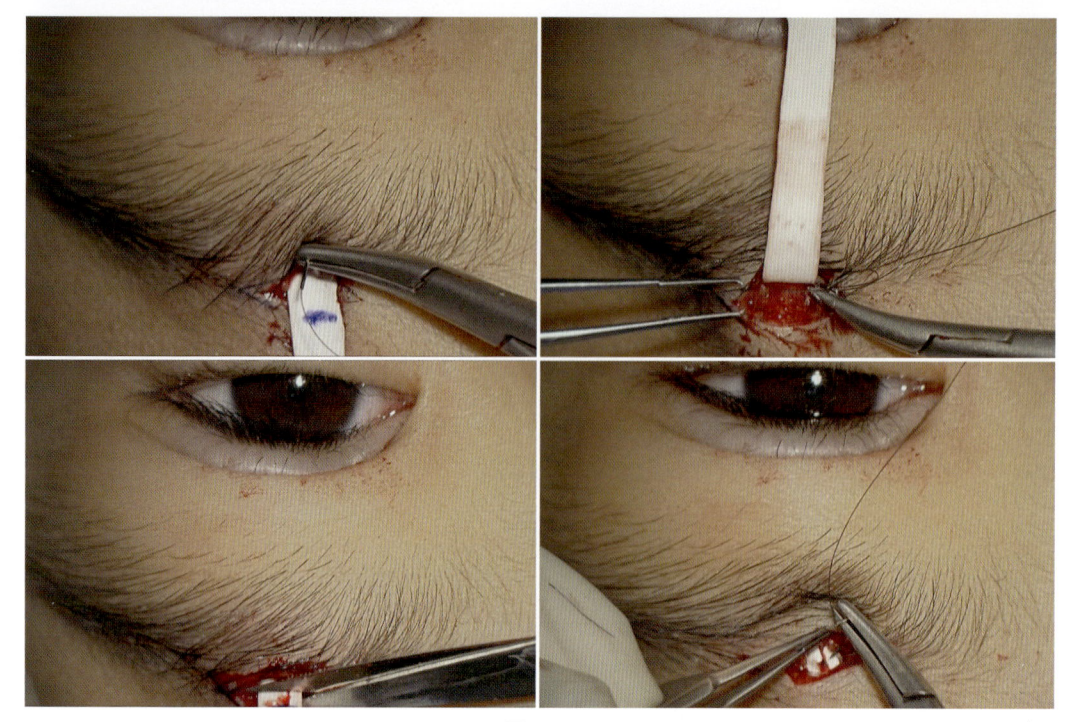

**図 8.**

a：マーキングした位置からゴアテックス®シートに通糸する.

b：できるだけ深い位置で前頭筋に通糸する.

c：ゴアテックス®シートを固定できたら少し余白を残して頭側で
　ゴアテックス®シートを切断する.

d：真皮縫合を行う.

|a|b|
|c|d|

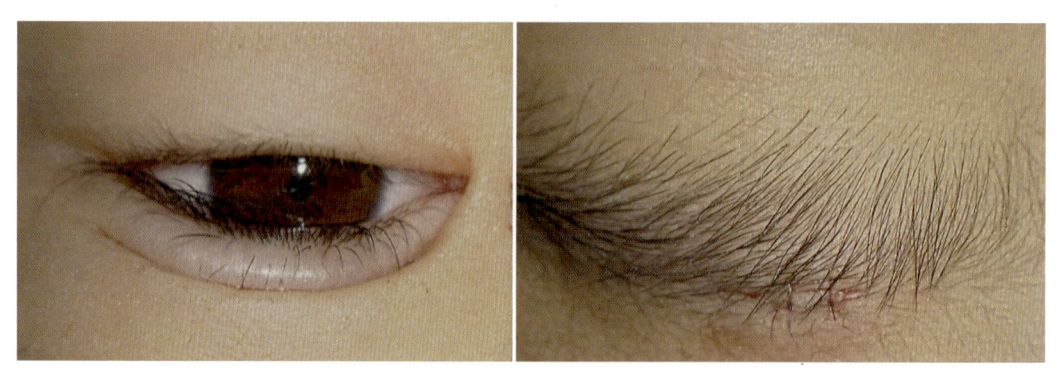

**図 9.**

a：上眼瞼縁が角膜上方を少し覆う程度が理想である.

b：吸収糸で2針縫合している. 眉毛が創にかかり目立ちにくい.

|a|b|

で真皮埋没縫合し, ゴアテックス®シートが皮下の浅い部分に出てこないようにする. 最後に皮膚を縫合して終了である(図9).

### 整容面における注意点

前頭筋吊り上げ術では瞼板が頭側に引き上げられるため, 重瞼作成を行わなければ術後に睫毛内反を引き起こす. しかし, 自然にできる重瞼と異なり閉瞼時にも重瞼が消失しないので, 片側の場合は開瞼時の対側の重瞼幅と同じになるように重瞼を作成する必要がある.

片側の先天眼瞼下垂で対側の重瞼がない場合は術眼を奥二重にするなど, 術前に患者または家族と相談しておくことが重要である.

## 文　献

1) 渡辺彰英, 荒木美治編著：顕微鏡下眼形成手術（木下　茂監). メジカルビュー社, pp. 10-255, 2013.
*Summary* 写真が多く, 手術手順がわかりやすい. 手術前に確認したい1冊.

2) 根本裕次：眼瞼下垂の鑑別と手術① 先天眼瞼下垂. 眼科グラフィック, **10**(1)：12-27, 2021.
*Summary* 先天眼瞼下垂の鑑別疾患が記載されており診断に役立つ文献.

3) 大山泰司, 渡辺彰英：外反症・内反症・眼瞼下垂. 臨眼, **75**(11)：40-46, 2021.

4) 大鹿哲郎監, 野田実香編：眼手術学2. 眼瞼. 文光堂, pp. 2-584, 2013.

5) 古澤裕貴, 渡辺彰英, 横井則彦ほか：先天性眼瞼下垂に対する前頭筋吊り上げ術のMRD-1, 自発性瞬目および涙液貯留への影響. あたらしい眼科, **36**(1)：115-120, 2019.

6) 渡辺彰英：眼科診療マイスターⅢ　処置と手術手技(飯田知弘, 中澤　徹, 堀　裕一編). メジカルビュー社, pp. 213-217, 2017.

7) 小久保健一：前頭筋を利用した吊り上げ術. 眼科グラフィック, **5**(6)：580-584, 2016.

8) Hayashi K, Katori N, Kasai K, et al：Comparison of nylon monofilament suture and polytetrafluoroethylene sheet for frontalis suspension surgery in eyes with congenital ptosis. Am J Ophthalmol, **155**：654-663. e1, 2013.

9) 林　憲吾, 嘉鳥信忠, 笠井健一郎ほか：大腿筋膜による前頭筋吊り上げ術の合併症を来した3例の特徴と治療. 日眼会誌, **117**(2)：132-138, 2013.

10) 野口昌彦, 杠　俊介, 矢口貴一郎ほか：先天性眼瞼下垂症の病態解析に基づいたわれわれの筋膜移植術とその長期成績. 形成外科, **66**(7)：820-827, 2023.

11) Awara AM, Shalaby OE：Eyebrow Elevation as a Prognostic Factor for Success of Frontalis Suspension in Severe Congenital Ptosis. Clin Ophthalmol, **14**：1343-1348, 2020.

MB OCULI. No. 143：52−62, 2025

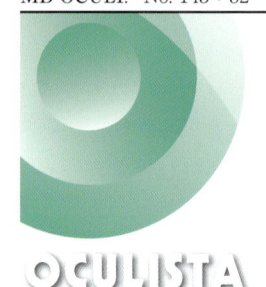

# 眼瞼内反症手術・睫毛内反症手術

上笹貫太郎*

**Key Words :** 眼瞼内反症(entropion)，睫毛内反症(epiblepharon)，Jones 変法(Jones procedure)，Hotz 変法 (modified Hotz procedure)

**Abstract :** 下眼瞼内反症は，瞼板の内旋によって睫毛が眼球と接触し，異物感や眼脂，時に激しい眼痛を呈する疾患である．多くは垂直方向の弛緩(lower eyelid retractors)が原因であるが，水平方向(内，外眼角腱)の弛緩を伴うものもあり，弛緩の状態に対応した術式の選択が重要である．一方，睫毛内反症は前葉を構成する皮膚，眼輪筋のボリュームの過多や，皮下で睫毛を牽引する皮膚穿通枝の脆弱などが原因で睫毛が眼球側へ内反した状態とされる．Hotz 変法はそれらを是正する有効な術式であるが，それでも再発する重症例が存在する．再発の原因を検討してみると，睫毛内反症にも細かいバリエーションがあることに気づく．例えば，睫毛内反症に軽い睫毛乱生を伴うもの，後葉の位置が低いもの，内眼角贅皮を伴うものが挙げられる．近年，Hotz 変法に追加する様々な手技が報告され，これらに対処できるようになった．本稿では，眼瞼内反症および睫毛内反症の手術について解説する．

## 眼瞼内反症

　下眼瞼内反症は，下眼瞼の支持組織が弛緩して瞼板全体が眼球に向かって回転することによって起こる．内反によって睫毛が眼球と接触すると，眼痛，流涙，羞明，充血，眼脂などの症状を呈する．一般高齢者の約 40％に眼瞼疾患を認め，眼瞼内反症はそのうち 3.5％を占める[1]．さらに 60 歳代の 1.7％，70 歳代の 3.2％，80 歳代の 4.7％と年齢とともに増加する傾向がある[2]．睫毛の機械的刺激による角膜上皮障害や結膜扁平上皮化生などは内反症手術によって改善することができ，また小児の場合は視機能の発達を妨げる原因になりうることから，点眼や睫毛抜去を行うよりも手術が望ましい[3]．

## 1. 下眼瞼内反症の発生機序

　下眼瞼は，前葉と後葉に分かれ，その間に眼窩隔膜で包まれた眼窩脂肪がある．前葉は皮膚と眼輪筋で構成され，lower eyelid retractors(以下，LERs)から伸びる皮膚穿通枝で支持されている．後葉は瞼板，LERs，結膜で構成され，瞼板は内眼角腱と外眼角腱で水平方向に，LERs で垂直方向に牽引されている．さらに LERs は前層と後層に分かれ，前層は Lockwood 靱帯より起始し瞼板上の眼輪筋に皮膚穿通枝を伸ばし，後層は平滑筋を含み，瞼板下縁に連続して瞼板を牽引している(図 1)．この前葉と後葉が複合的に弛緩し，構造上のバランスが崩れることによって瞼板が内側へ回転して眼瞼内反症に至る[4]．後葉では，水平方向と垂直方向の両方に弛緩が起こりうるが，特に垂直方向が主な原因であると考えられている．一方，前葉の弛緩は隔膜前眼輪筋の瞼板上への乗り上げや水平方向の弛緩を起こす．東洋人の眼瞼手

---

* Taro KAMISASANUKI，〒890-8544　鹿児島市桜ケ丘 8-35-1　鹿児島大学医学部眼科学教室，講師

術に占める眼瞼内反症の割合は，西洋人の 3.7% に比べて 11.4% と多いが[5]，これは，東洋人は眼窩隔膜の位置が瞼板に近く，弛緩した眼窩隔膜により眼輪筋が瞼板上へ乗り上がりやすいことが原因の 1 つとされている（図 2）[4]．したがって，日本人の下眼瞼内反症手術は，眼瞼の緊張と眼輪筋の乗り上げの改善を目的に行う．

### 2．下眼瞼内反症の術式

眼瞼内反症手術は，下眼瞼に通糸して糸の張力や瘢痕で緊張を得る通糸法[6)7]と，余剰組織の切除などを行う皮膚切開法[8)9]に大別できる．通糸法は垂直方向の緊張と眼輪筋の乗り上げに対する効果が期待され，簡便で患者の負担も少ない．しかし，余剰組織の切除を行わないため糸が緩むと戻りやすい．一方，皮膚切開法には lateral tarsal strip（以下，LTS）や Wheeler 法など水平方向の緊張を目的としたものや，Jones 法，Jones 変法など垂直方向の緊張を目的としたものなどがある．Jones 変法は LERs 後層を短縮する術式であり，垂直方向の緊張に特に有用とされている[8]．瞼板は垂直方向に回転するため，Jones 変法は最適な術式といえる．術前の検査で特に水平方向の弛緩も強いと判断された症例では，Jones 変法に LTS などを併施するとよい[6)9)10]．

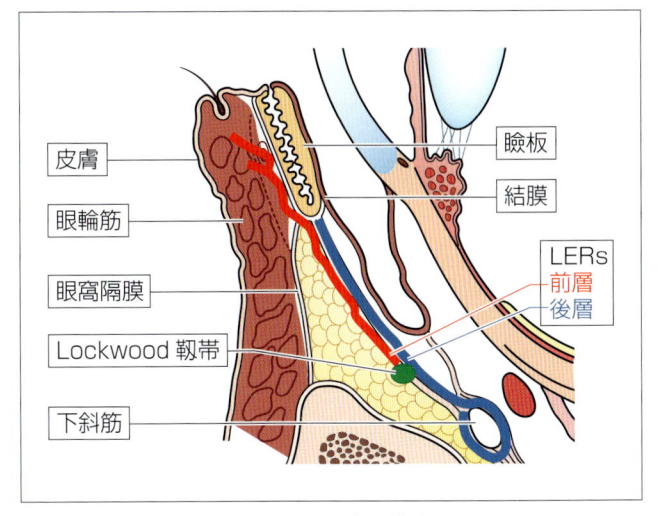

**図 1**．下眼瞼の構造

### 3．下眼瞼内反症手術の解説
### ＜Jones 変法（図 3）＞

LERs 全層（前層＋後層）の短縮を目的とする術式である．睫毛列から 4 mm 下方の位置で，下眼瞼全幅にかけて皮膚切開線をデザインする．次に皮下と結膜下へ局所麻酔（エピネフリン含有キシロカイン）を行う．結膜下への注入は結膜と LERs の間を意識して浅くゆっくり行うと LERs の剝離がしやすくなる．15 番 c メスで皮膚切開線に沿って皮膚と眼輪筋を切開し，さらに尾側に向かって眼輪筋を剝離すると LERs 前層と眼窩隔膜が現れる．まず LERs 前層を瞼板上から切り離し，続い

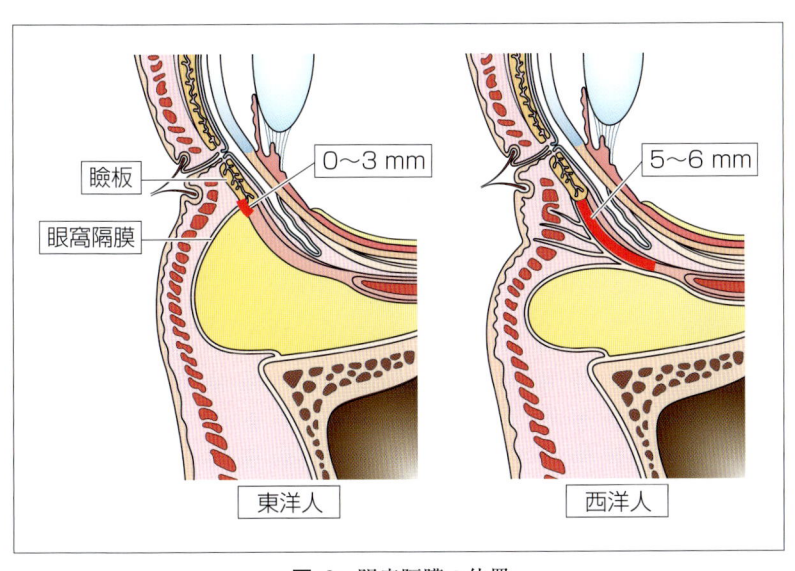

**図 2**．眼窩隔膜の位置

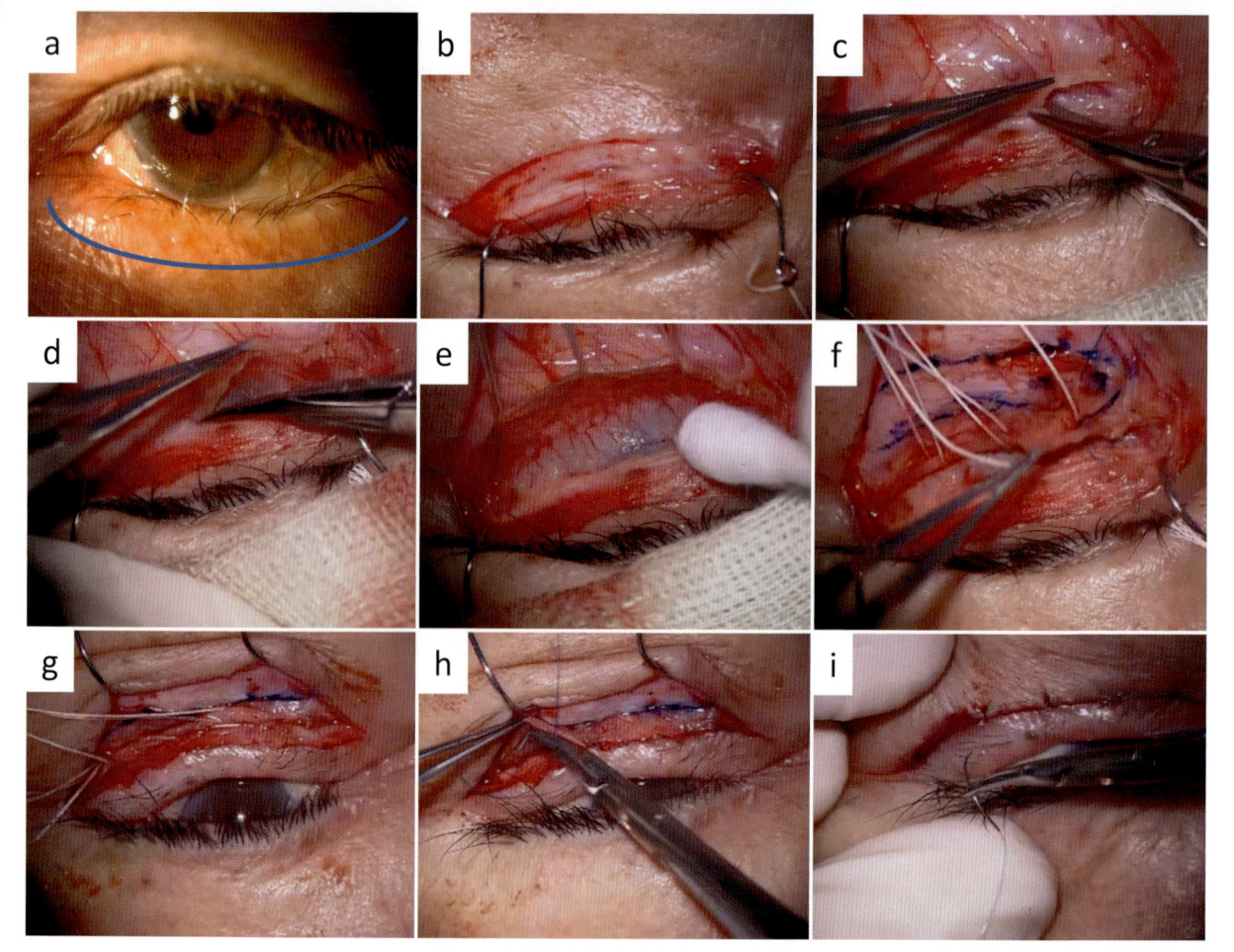

**図 3.** 左眼瞼内反症手術（Jones 変法）
a：瞼縁から 4 mm 下方に切開線をデザイン（青線）
b：眼輪筋深層まで切開
c：瞼板表面から LERs 前層を切断
d：瞼板下縁から LERs 後層を切断
e：結膜から LERs を剥離
f：LERs 全層を瞼板下縁に固定
g：内反の解消を確認
h：LERs 断端と瞼縁皮下を縫合（皮膚穿通枝の再建）
i：皮膚を縫合

て後層を瞼板下縁から切り離す．後層は出血しや
すいが，瞼板下縁で結膜と後層の間をスプリング
剪刃で鈍的に剥離し，焼灼してから切り離すと出
血を予防できる．挟瞼器を使用すると出血しにく
く，操作しやすい．切り離した LERs 全層を 4-0
シルクで牽引し，後層の剥離をさらに尾側へ 1 cm
程度進める．次に，眼窩隔膜を切開して眼窩隔膜
の折り返しを確認して眼窩隔膜上縁を同定する．
眼窩隔膜上縁を目印に LERs 上端に 6-0 プロリー
ンを通糸し，眼瞼下縁 4 か所に固定する．最後に，

瞼縁側皮膚の皮下組織と短縮した LERs を 7-0 プ
ロリーンで縫合して LERs 皮膚穿通枝を再建し，
皮膚縫合して終了する．

**4．術後の経過観察**

術後は創部に抗菌薬眼軟膏を塗布し，翌日まで
ガーゼで保護する．翌日以降の眼帯は不要で，洗
顔も可能である．約 1 週間後に抜糸を行う．図 4
に術前と術後の比較を示す．

術後合併症には，眼瞼内反症の再発，眼瞼外反
症などが挙げられる．再発の場合は再度 LERs の

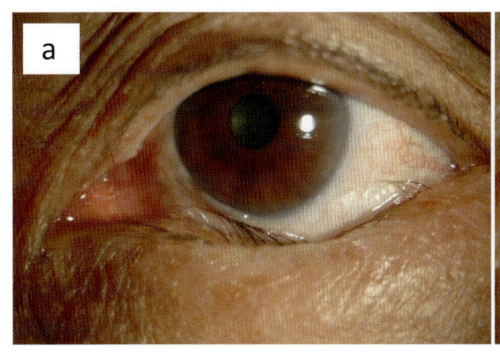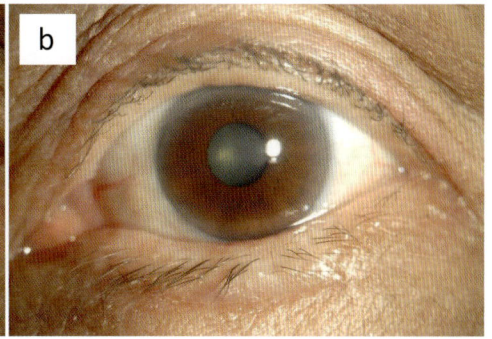

**図 4**. 左眼瞼内反症
a：術前
b：術後 3 か月

短縮を行うか，LTS などで水平方向の矯正を追加する．外反症は，術後に改善し消失することもあるが，数か月しても改善しない場合は，LERs の再固定や外反症手術（LTS や Kuhnt-Szymanowski 法など）で修正する．

### 睫毛内反症

先天睫毛内反症は，小児の下内反症の 98％を占めるが，成人になってから診断されることもある．また，下眼瞼の発生が多いが，上眼瞼に認めることもある．Noda らの日本での疫学調査では，0 歳では 46％に睫毛内反症を認めるが，10 歳までに 2％程度まで低下すると報告されている．しかし，10 歳以降では有病率に変化はない[11]．よって，症状や角膜所見がごく軽度であれば 10 歳までは経過観察し，10 歳でも改善しない，もしくは 10 歳以下でも異物感，充血，羞明，眼脂などの自覚症状や角膜上皮障害が強い症例では手術を勧める．角膜障害が瞳孔領にかかる場合や深い角膜障害を認める場合は，角膜混濁や屈折異常によって視力障害を招きかねない．よって，経過観察を選択した場合でも定期的に屈折や角膜上皮障害の評価を行い，不可逆的な視力障害を残さないうちに手術の適応を検討することが重要である．

### 1．下睫毛内反症
#### 1）下睫毛内反症の発生機序[4]

下眼瞼の解剖は前述のとおりである．前層からは皮下に向かって皮膚穿通枝が伸び，睫毛を起立させている（図 5-a）．先天的な皮膚穿通枝の未発達または欠損があると睫毛が内反しやすくなり，

さらに余剰な前葉が瞼縁に乗り上げることで睫毛の内反が助長され，睫毛が角膜に接触して角膜上皮障害を引き起こす（図 5-b）．睫毛内反症は上眼瞼にもみられるが，下眼瞼の場合と同様に，挙筋腱膜から睫毛付近に伸びる皮膚穿通枝の未発達や欠損，前葉の乗り上げが原因である．

#### 2）下睫毛内反症の術式

皮膚穿通枝の再建を目的とした通糸法や皮膚切開法が報告され，現在では Hotz 変法がよく用いられる（図 5-c）．Hotz 変法（皮膚切開法）は通糸法と比較して再発率の低い優れた術式であるが，それでも再発することがある．それは，睫毛内反症にも細かいバリエーションがあるためである．睫毛内反症に軽い睫毛乱生を伴うケースや，後葉の位置が低いケース，内眼角贅皮を伴うケースなどが再発しやすい要因である．近年，それらに対応した様々な手技が報告されており，Hotz 変法に追加することで対処できるようになった．

#### 3）下睫毛内反症手術の解説
#### ＜Hotz 変法（図 6）＞

皮膚穿通枝の再建と前葉のボリューム調整で睫毛の向きを矯正する手術である．

下眼瞼睫毛列より 3 mm 下方で皮膚切開線をデザインする．横幅は下涙点から耳側の角膜輪部を少し超える程度を目安とする．余剰皮膚がある場合は，三日月状に切除範囲をデザインする．過剰な切除は外反症を引き起こすため，慣れないうちは最大幅 2 mm までにしておくとよい．次に皮下と結膜下へ局所麻酔（エピネフリン含有キシロカイン）を行う．15 番 c メスで皮膚切開線に沿って

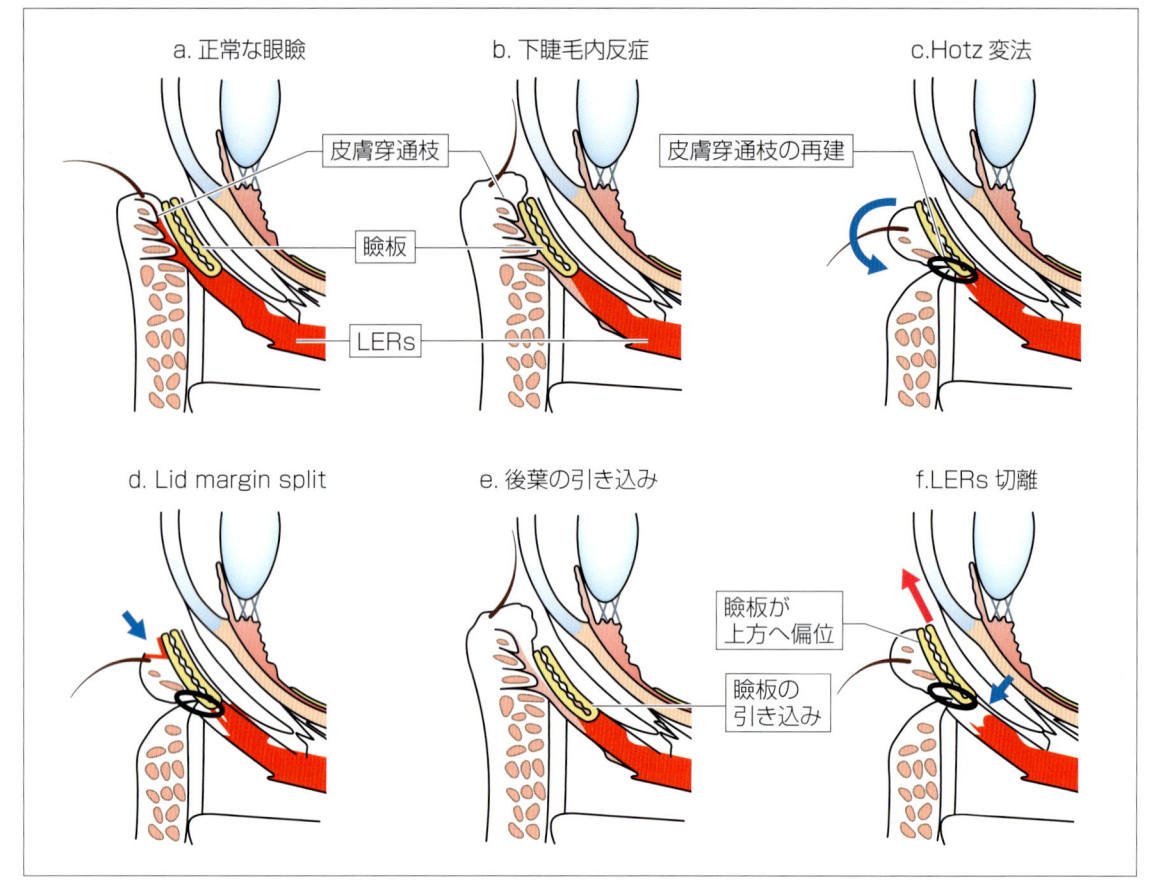

**図 5**. 下睫毛内反症手術の模式図

皮膚と眼輪筋を切開する．釣針型開創鉤で尾側の眼輪筋を固定したのち，瞼縁側の眼輪筋を瞼板から剥離する．瞼板の下縁が同定できたら余剰な眼輪筋をトリミングする．7-0 プロリーンで瞼縁皮下および瞼板下縁へ通糸し，睫毛が外反するかを確認しながら縫合する．同様の縫合を鼻側から耳側へ向かって 6 か所程度で行う．結膜側を観察して縫合糸の露出がないことを確認したのち，皮膚を 7-0 プロリーン，抜糸が困難であれば 7-0PDS（ポリジオキサノン）や 8-0PGA（ポリグリコール酸）などの吸収糸で縫合し手術を終了する．

### ＜Hotz 変法の追加手技＞

Hotz 変法のみでは効果が不十分と判断された場合（図 7-a），または術後に再発した場合はその原因に対して下記の手技を追加する．

### ①Lid margin split[12]

部分的に睫毛の内反が強い，または睫毛乱生を伴っている場合に追加する手技である．Stevens-Johnson 症候群などにみられる，重度の睫毛乱生を伴う睫毛内反症に対して用いられる術式であったが，近年では小児の睫毛内反症への有効性が報告されている．Hotz 変法の再発率が約 8％であるのに対し[13]，lid margin split 併施で 3％まで低下するとの報告もある[14]．Grayline に切開を入れて前葉と後葉を分割し，Hotz 変法による睫毛の矯正を強めることを目的とする（図 5-d）．切開の範囲は，乱生の強い部分のみでよい．小児の睫毛内反症の場合，内側に行うことが多いが涙点を傷つけないように留意する．睫毛の毛根を傷つけると，さらなる睫毛乱生や脱毛の原因になるため，メスで浅く切開を入れたら，あとはスプリング剪刃で瞼板前面に沿って深く切開を進め，毛根を確実に前葉側へ残す．大きめの鑷子か挟瞼器で瞼縁を固定すると切開しやすい．切開部分は開放創となるため，しばらくは切開部分の組織が露出した状態となるが，創はすぐに目立たなくなる（図 7-b,

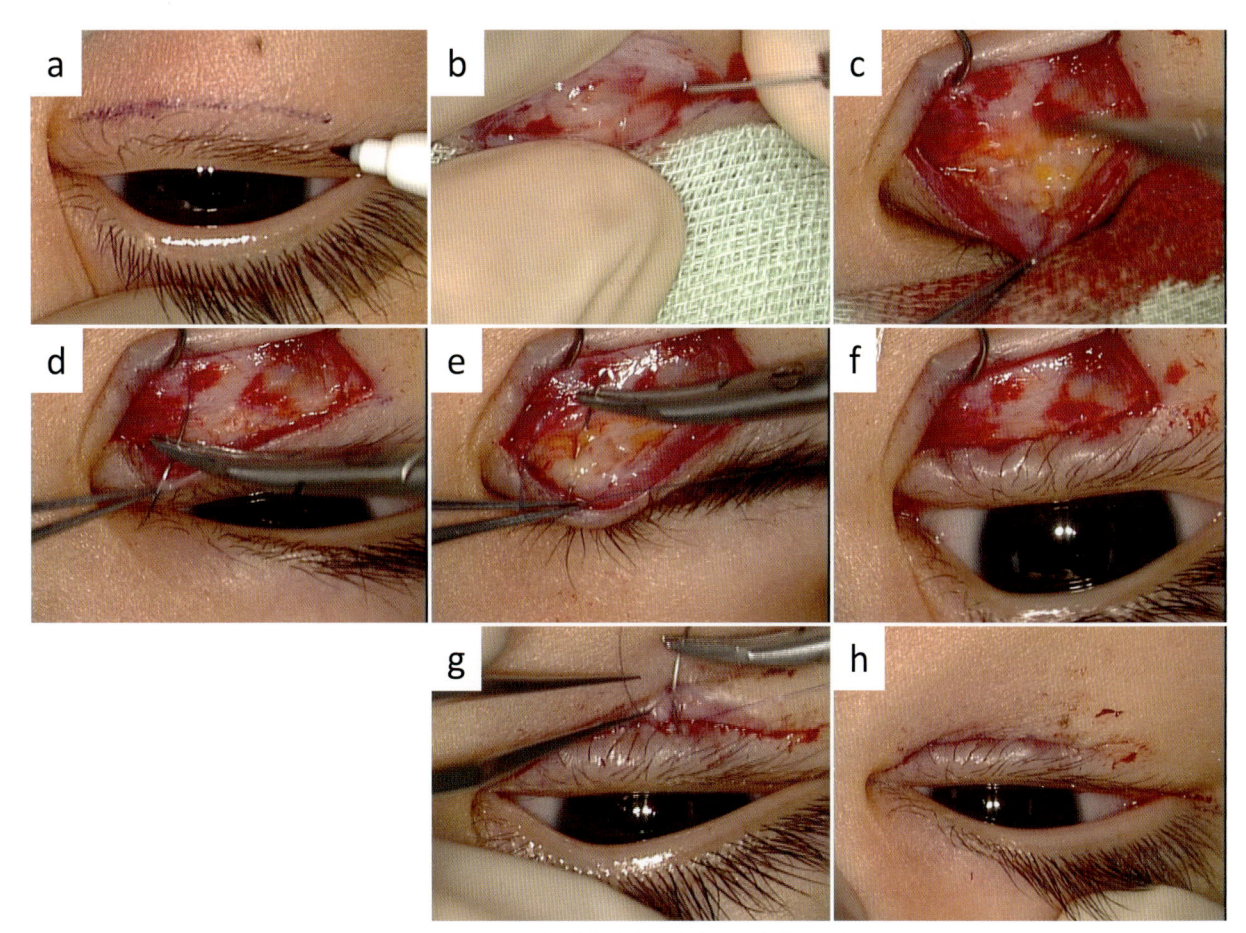

**図 6**. 下睫毛内反症手術（Hotz 変法）
  a ：皮膚切開線のデザイン
  b ：眼輪筋深層まで切開
  c ：瞼縁の眼輪筋を瞼板から剥離
  d ：瞼縁皮下に通糸
  e ：瞼板下縁に通糸
  f ：5 か所程度で瞼縁-瞼板縫合
  g ：吸収糸 7-0 PDS で埋没縫合
  h ：手術終了時

c）．筆者は，瞼縁の眼輪筋をトリミングした後のタイミングで行っている．

### ②LERs 切離[15]

下睫毛内反症の原因は，皮膚穿通枝の脆弱性や皮膚，眼輪筋の乗り上げなど前葉が主であるが，下眼瞼全体が下方に引き込まれて瞼縁が下がっているような症例に遭遇することもある．このような症例では，後葉が引き込まれて相対的に前葉の乗り上げがより強調されている（図 5-e）．角膜下方の球結膜が明らかに露出している，または下眼瞼縁の高さに左右差を認める症例では，瞼板からLERs を切り離すと後葉の高さが上方へ偏位し，

後葉の引き込みを軽減できる（図 5-f）．具体的には，Hotz 変法の術中に瞼板下縁から LERs を切り離し，さらに結膜からも 1 cm 程度の範囲で剥離する．軽い引き込みなら LERs は切り離したままでよい．術後に下眼瞼の位置が改善しているのがわかる（図 7-b, d）．下方視に伴う下眼瞼の牽引機能が低下する可能性が考えられるが，自験例では術後 2 年以上経過しても牽引機能は良好であった．

### ③内眥形成術

内眼角に明らかな贅皮を認める症例や，内眼角のエッジがなだらかな症例では，贅皮と下眼瞼皮膚との間に連動性を認めることがある．このよう

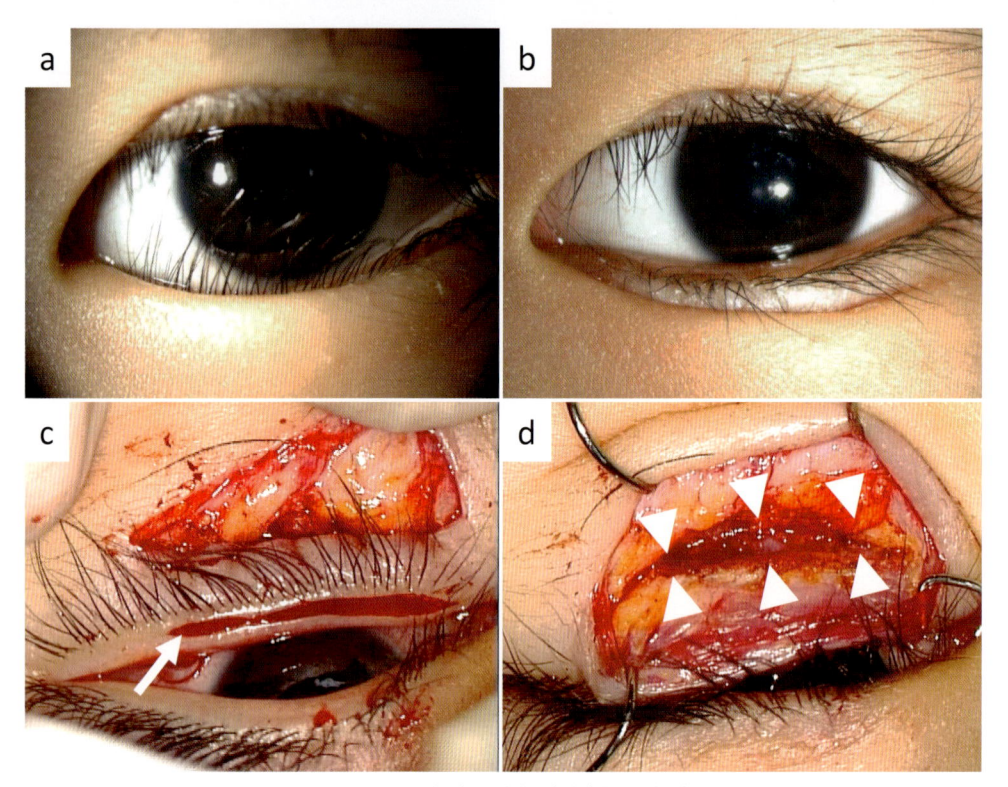

**図 7**. Hotz 変法の追加手技（術中所見）

a：5 歳女児の左睫毛内反症．瞼縁の位置が明らかに低く，後葉の引き込みを
認めたため，Hotz 変法に lid margin split（c）と LER 切離（d）を併施

b：術後 2 週間．Split した部分はすでに改善しており，瞼縁の位置も高い．

c：前葉と後葉の間に切開が入ることで，Hotz 変法による睫毛の外反がより強く
なっている（矢印）．

d：LER を瞼板下縁から切り離し，さらに 5 mm 程度結膜から剝離している（矢頭）．

な症例では，開瞼時に贅皮が下眼瞼皮膚を上方に牽引し，前葉の乗り上げを助長させる可能性がある．連動性の有無は，眉頭を上方に引き上げてみることで確認できる（ロールアップテスト）．眉頭の牽引で睫毛内反が増せば陽性と判断し，内眥形成術の併施を検討する．内眥部皮膚の延長と眼輪筋の部分切除を目的に Z 形成や内田法による皮弁形成を行う[16]．ただし，内眼角贅皮の形成は整容的な変化も大きいため，術前の説明は十分にしておく．

### 2．上睫毛内反症

#### 1）上睫毛内反症の発生機序

上眼瞼には，挙筋腱膜から眼輪筋を経由して睫毛近傍の皮下組織へ連続する皮膚穿通枝が存在する．開瞼時は，上眼瞼挙筋の収縮とともに穿通枝が皮膚を牽引し，睫毛を立たせる．このときにできる皺が重瞼線（二重の線）である．上眼瞼の睫毛

内反症は，皮膚穿通枝の脆弱，欠損によって睫毛が牽引されず，瞼縁にかかる皮膚が睫毛を押して内反した状態である．よって，上眼瞼睫毛内反症の治療は，この穿通枝を再建することが目的である．アジア人の上眼瞼は皮膚，眼輪筋，脂肪組織，眼窩隔膜が厚く，さらに皮膚穿通枝が脆弱であることが多いため，上睫毛内反症を起こしやすい[17]．下睫毛内反症と違い，上睫毛内反症は成長しても自然治癒は期待できない．下睫毛による角膜上皮障害は，主に角膜下方に出現する．一方，上睫毛による角膜上皮障害は，あまり目立たないことも多いが，角膜上方に点状，線状の上皮障害を認めることがある（図 8-a，b）．さらに，上睫毛は下睫毛より長く，上方視で角膜下方に接触しやすい（図 8-c，d）．睫毛内反症の評価は，下眼瞼だけでなく，上方視，下方視での上睫毛の接触も必ず確認する．最近は，小児でもアイプチや睫毛

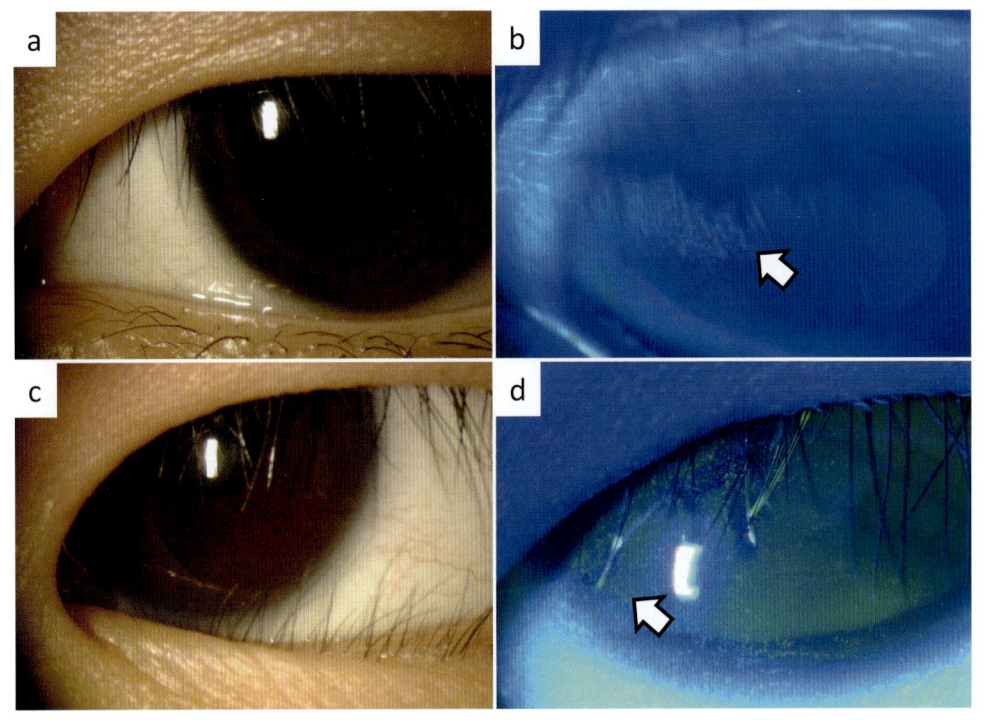

**図 8.** 上睫毛内反症による角膜上皮障害
a：11 歳女児の両上睫毛内反症（写真は左側）
b：角膜上方に線状の角膜上皮障害を認める（矢印）.
c：9 歳女児の両上下睫毛内反症（写真は左側）
d：上方視で上睫毛が角膜中央から下方に接触（矢印）

パーマ，美容整形手術などを行っていることもあり，問診や診察は注意して行う．高齢者は，上眼瞼皮膚弛緩症に起因することも多く，瞼縁皮膚切除を併施する必要がある．

### 2）上睫毛内反症の術式

皮膚穿通枝を再建する方法として，皮膚切開法（Hotz 変法）[18] と通糸法[19)〜21] がよく用いられる．Hotz 変法は睫毛の矯正力が強く，再発しにくいことがメリットだが，手術に時間がかかる，ダウンタイムが長い，重瞼線の修正が難しいことがデメリットである．通糸法は，重瞼線作成予定部に糸を埋没させて皺を作り，睫毛を外反させる方法である．皮膚をほとんど切らないため，短時間，低侵襲，さらに重瞼線を修正しやすいことがメリットである．デメリットとして，点で重瞼線を作成するため睫毛を外反させる力が弱いこと，糸の緩みで再発しやすいこと，埋没糸が結膜側に露出して角膜障害を起こす可能性があることが挙げられる[22]．通糸法は，糸の張力で重瞼線を維持し睫毛

を矯正している．軽度の内反であれば効果を維持できるが，長期では効果が減弱してしまうこともある．特に瞼が厚い，強い睫毛の矯正が必要な症例では皮膚切開法を勧める．

### 3）上眼瞼内反症手術の解説
#### ＜皮膚切開法（図 9）＞

Hotz 変法は，余剰な皮膚，眼輪筋を切除し，さらに縫合糸で人工的に皮膚穿通枝を再建することを目的とした術式である．上眼瞼の睫毛内反症に対しても下眼瞼と同様に Hotz 変法を用いることができる．まず，重瞼線作成の予定部位に皮膚切開線をデザインする．瞼縁からの距離は，小児では 4〜5 mm 程度，成人で 5〜6 mm 程度を目安にする．瞼縁に近すぎると，奥二重の状態になって皮膚の乗り上げが十分に解消されず，また遠すぎると睫毛の挙上が不十分になる可能性がある．皮膚切開線が新たな重瞼線になるため，不自然な二重にならないように注意する．内側よりも外側がわずかに広くなるようにすると，日本人的な二重

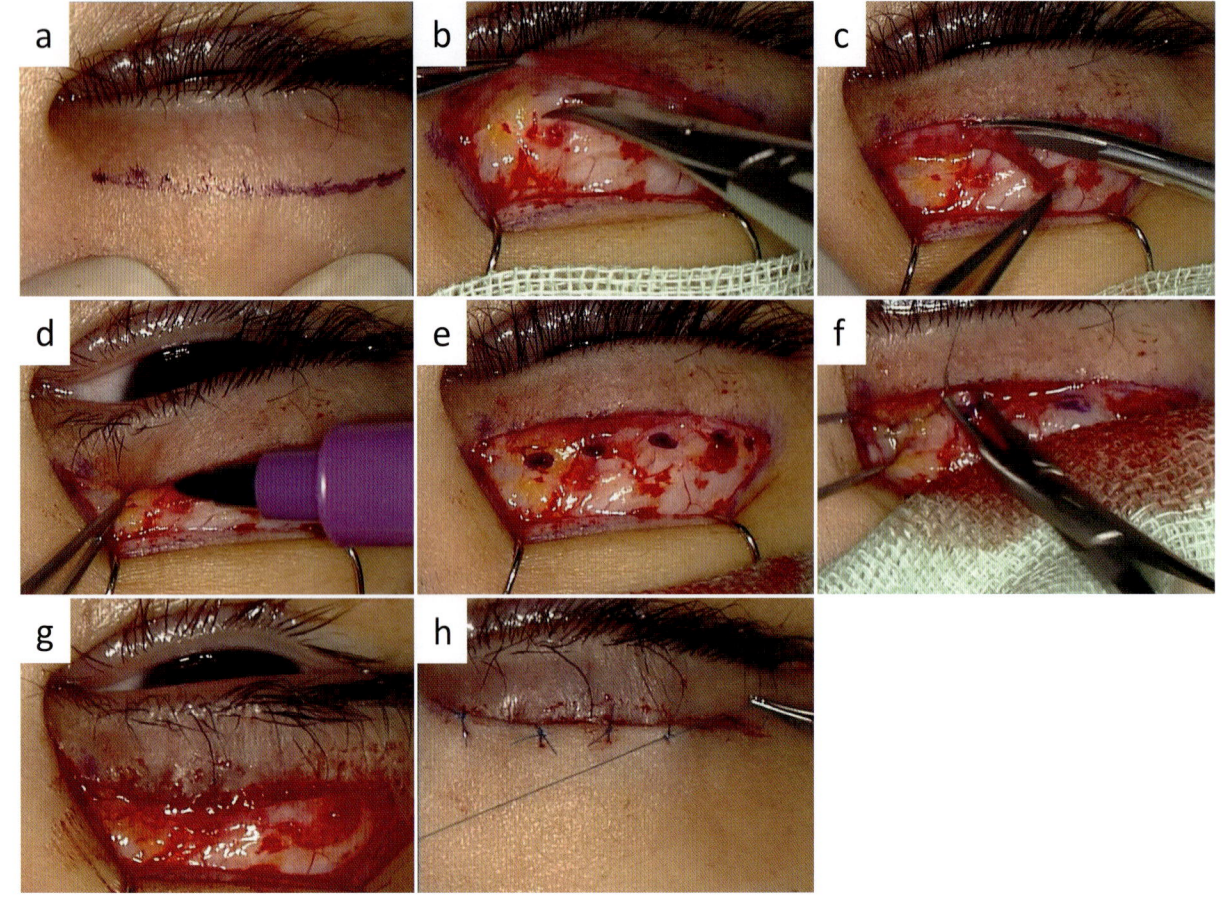

**図 9.** 上睫毛内反症手術(Hotz 変法)(Surgeon's view)

a：重瞼線予定線をデザイン
b：皮膚を切開し瞼縁の眼輪筋を睫毛根付近まで剝離
c：余剰な眼輪筋を切除
d：睫毛が外反するように固定位置を定量しマーキング
e：固定位置は切開線から 2 mm 程度上方が目安
f：マーキングにあわせて瞼板上組織を一部切開し，露出した瞼板に通糸
g：4 か所で固定し，睫毛が強めに外反するのを確認
h：皮膚を縫合

になりやすい．切開の長さは，上涙点から少なくとも耳側の角膜輪部より外側から上眼瞼全幅とする．デザインに沿って局所麻酔(エピネフリン含有キシロカイン)を行う．次に15番cメスで皮膚，眼輪筋を切開し，瞼板上組織に至る．釣針型開創鈎などで頭側の眼輪筋を展開したのち，瞼縁側の眼輪筋を睫毛根が見える程度まで剝離していく．眼輪筋の剝離の範囲が狭いと眼輪筋が十分に移動せず，睫毛が外反しない．睫毛内反は内側が強いため，涙小管を損傷しないように注意して内側の剝離を入念に行う．眼輪筋を剝離したら瞼縁皮膚を軽く抑え，皮膚断端からはみ出した分だけ眼輪筋をトリミングする．外反の程度は瞼板に固定する高さで決まるため，眼輪筋の切除は最小限に留めてよい．次に，瞼縁側の皮膚を上方へスライドさせ，睫毛の外反の程度を確認しながら固定する位置にマーキングする．皮膚切開線より 2 mm 程度上方の瞼板に設定すると，瞼縁側の皮膚が十分に挙上し，しっかり睫毛を立たせることができる．7-0 プロリーンなどの非吸収糸を瞼板，および瞼縁側の皮下の順に通糸し結紮する．同様の縫合を 4 か所に行う．外反の程度の確認，瞼結膜側への縫合糸の露出を確認し，皮膚を縫合する．抜糸の困難な小児では，8-0PGA などで皮膚縫合を

行い，自然に脱落するのを待ってもよい．術直後は眼瞼が腫脹するため重瞼幅がやや広くなるが，徐々に狭くなり，睫毛の向きも自然な印象になってくる（図 10）．

### 4）術後の経過観察

術後は創部に抗菌薬眼軟膏を塗布し，翌日までガーゼで保護する．翌日以降の眼帯は不要で，洗顔も可能である．約 1 週間後に抜糸を行う．通糸法術後の再発は，皮膚切開法への変更を含めた再手術を検討する．また皮膚切開法後の再発は，必要に応じて前述した追加手技を併施し再手術を行う．

## おわりに

内反症には，大きく分けて眼瞼内反症と睫毛内反症があるが，それぞれにも細かいバリエーションがある．画一的な術式では十分な効果が得られないこともある．術前の評価を十分に行い，原因にあわせた術式を選択することが重要である．さらにオプションとして追加できる手技を多く持っておき，オーダーメイドで術式を組み立てていくことが必要である．

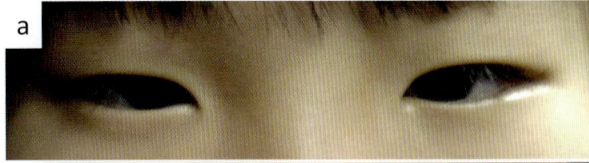
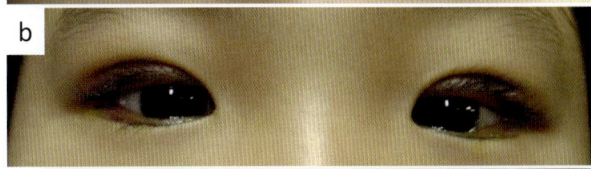
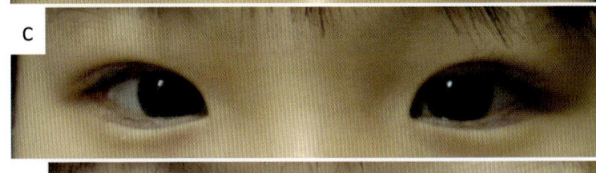
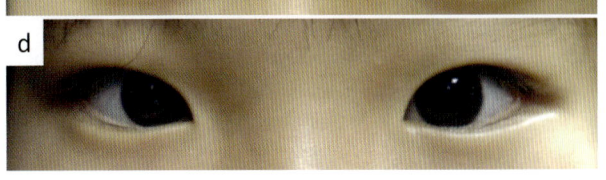

図 10．上下 Hotz 変法の術後経過（9 歳女児，両上下睫毛内反症）

a：術前．両上下眼瞼に睫毛内反症を認める．
b：術後 1 週間．両上眼瞼の睫毛は強く外反し，重瞼幅も広い．
c：術後 1 か月．眼瞼腫脹の消失とともに外反は軽減し，重瞼幅も自然な印象へ変化
d：術後 1 年．術創は目立たず，再発も認めない．

## 文　献

1) 坂上達志：老人性の眼瞼疾患．日本医事新報，**4164**：19-21，2004．
2) 池袋信義，正田政一郎，林　伸雄ほか：老人性眼瞼疾患の頻度．眼科臨床医報，**82**(5)：924-926，1988．
3) Kim C, Shin YJ, Kim NJ, et al：Conjunctival epithelial changes induced by cilia in patients with epiblepharon or entropion. Am J Ophthalmol, **144**(4)：564-569, 2007.
4) Kakizaki H, Malhotra R, Madge SN, et al：Lower eyelid anatomy：an update. Ann Plast Surg, **63**(3)：344-351, 2009.
5) Carter SR, Chang J, Aquilar GL, et al：Involutional entropion and ectropion of the Asian lower eyelid. Ophthalmic Plast Reconstr Surg, **16**(1)：45-49, 2000.
6) Scheepers MA, Singh R, Ng J, et al：A randomized controlled trial comparing everting sutures with everting sutures and a lateral tarsal strip for involutional entropion. Ophthalmology, **117**(2)：352-355, 2010.
7) 林　憲吾，大野京子，森山無価ほか：退行性下眼瞼内反症に対する水平方向の広範囲な埋没縫合法．日眼会誌，**115**(6)：529-534，2011．
8) Kakizaki H, Zako M, Kinoshita S, et al：Posterior layer advancement of the lower eyelid retractor in involutional entropion repair. Ophthalmic Plast Reconstr Surg, **23**(4)：292-295, 2007.
9) Lee H, Takahashi Y, Ichinose A, et al：Comparison of surgical outcomes between simple posterior layer advancement of lower eyelid retractors and combination with a lateral tarsal strip procedure for involutional entropion in a Japanese population. Br J Ophthalmol, **98**(11)：1579-1582, 2014.
10) Rougraff PM, Tse DT, Johnson TE, et al：Involutional entropion repair with fornix sutures and lateral tarsal strip procedure. Ophthalmic Plast Reconstr Surg, **17**(4)：281-287, 2001.
11) Noda S, Hayasaka S, Setogawa T：Epiblepharon with inverted eyelashes in Japanese children. I.

Incidence and symptoms. Br J Ophtalmol, **73**(2)：126-127, 1989.

12) 今川幸宏：Lid margin split 法．超アトラス眼瞼手術—眼科・形成外科の考えるポイント—（村上正洋，鹿嶋友敬編）．全日本病院出版会，pp. 82-86，2014.

13) Hayasaka S, Noda S, Setogawa T：Epiblepharon with inverted eyelashes in Japanese children. Ⅱ. Surgical repairs. Br J Ophthalmology, **73**：128-130, 1989.

14) Hwang SW, Khwarg SI, Kim JH, et al：Lid margin split in the surgical correction of epiblepharon. Acta Ophthalmol, **86**：87-90, 2008.

15) 小久保健一：牽引筋腱膜の切離を加えた Hotz 変法．超アトラス眼瞼手術—眼科・形成外科の考えるポイント—（村上正洋，鹿嶋友敬編）．全日本病院出版会，pp. 87-94，2014.

16) 板倉秀記，嘉鳥信忠：眼瞼形成　内眼角贅皮に対する内眥形成術．きれいな小児眼科手術—これであなたも悩まない（―新 ES NOW 6）（山本哲也編）．メジカルビュー社，pp. 34-41，2011.

17) Paik JS, Lee JH, Uppal S, et al：Intricacies of

18) 今川幸宏：切開法（Hotz 変法）．超アトラス眼瞼手術—眼科・形成外科の考えるポイント—（村上正洋，鹿嶋友敬編）．全日本病院出版会，pp. 58-62，2014.

19) 渡辺彰英，荒木美治，嘉鳥信忠：睫毛内反症手術：通糸埋没法．顕微鏡下眼形成手術（木下　茂監）．メジカルビュー社，pp. 68-73，2013.
　*Summary*　写真と図説で手術の流れが理解しやすい.

20) 鶴切一三：上眼瞼重瞼術埋没法．眼手術学 2. 眼瞼（大鹿哲郎監，野田美香編）．文光堂，pp. 369-377，2013.

21) Lew H, Yu SB, Yun YS, et al：Correction of epiblepharon of the upper eyelid by the buried suture technique：correlation with morphological features of the upper eyelid. Ophthalmologica, **222**(2)：100-104, 2008.

22) 久保田明子：重瞼術術後に縫合糸が結膜側から出た症例に対する対応法．眼手術学 2. 眼瞼（大鹿哲郎監，野田美香編）．文光堂，pp. 386-389, 2013.

Upper Blepharoplasty in Asian Burden Lids. Facial Plastic Surg, **36**：563-574, 2020.

MB OCULI. No. 143：63−69, 2025

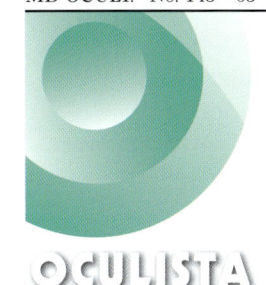

# 炭酸ガスレーザーを用いた眼瞼手術

勝村宇博[*]

**OCULISTA**

**Key Words :** 炭酸ガスレーザー($CO_2$ laser)，光熱作用(photothermal effect)，蒸散(vaporization)，凝固(coagulation)，創傷治癒(wound healing)，挙筋短縮術(levator resection)

**Abstract :** レーザー光は，特定のエネルギーを物質に与えることで同じ波長の増幅された光を発生させる．そのなかでも，炭酸ガスレーザーは赤外線領域の光を用い，水分の高吸収率を活かした光熱作用により組織に熱を生じさせ，かつ低コストでメンテナンスも容易であることが特徴である．医療においては，手術での精密な切開や組織の熱凝固に有効であり，適切な照射方法とパワー設定により，組織損傷を最小限に抑えることが可能である．しかし，誤照射のリスクや照射による熱損傷の可能性もあり，操作には細心の注意が必要である．

## レーザーとは

レーザーは英語で LASER と綴るが，Light Amplification by Stimulated Emission of Radiation の頭文字をとっている．レーザーの原理を簡単に述べると，以下になる．

何らかのエネルギー(光や放電作用)を物質に与えるとエネルギー準位の高い原子(反転分布)が多くなる．この励起された状態の原子にさらに光エネルギーを与えると元のエネルギー準位に戻るが，この際に放出される光は波長が同じ光で振幅が増した光になっている(これを誘導放出という)．この誘導放出を光共振器という装置のなかで行うことで，光が長い距離移動し同じ波長の光だけが増幅されていく．そして，ある一定条件で，周波数が同じで揃ったタイミングで波打つ光(コヒーレント光)が発振される．この光がレーザー光である[1]．

## 炭酸ガスレーザーとは

炭酸ガスレーザーは，レーザーを発振させる物質に気体である炭酸ガスが用いられている．

ガスの供給も排気も不要であり保守の手間が大幅に軽減されている．また，高出力かつ連続発振が可能なため工業分野など他分野でも多用されていることより，他のレーザー機器に比べて安価で小型である．

波長は 10,600 nm と赤外線領域であり(図1)，メラニンやヘモグロビンの吸収率が低く水分の吸収率が高い(図2)[1]．

炭酸ガスレーザーの作用機序は，照射部位において組織内水分に吸収された光エネルギーが熱エネルギーに変換され，組織に熱が発生する「光熱作用」を用いている．

生体軟組織は水分含有率が65%程度とされており，光エネルギーが生体軟組織に吸収され熱エネルギーに変換され組織内温度が上昇する．組織が100℃に達すると組織内の水分が沸騰して細胞間の間質液が消失し，細胞内水分が急激に膨張することで細胞質が破壊され消失する．これを蒸散

* Takahiro KATSUMURA, 〒330−0062　さいたま市浦和区仲町 1-3-5 モリックスビル 4 階・5 階　かつむらアイプラストクリニック，院長

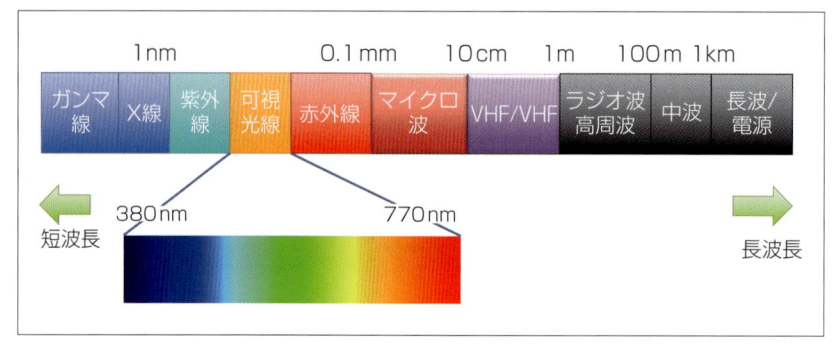

**図 1.** 電磁波の分類
炭酸ガスレーザーの波長は赤外線領域である.

（文献 1 より転載）

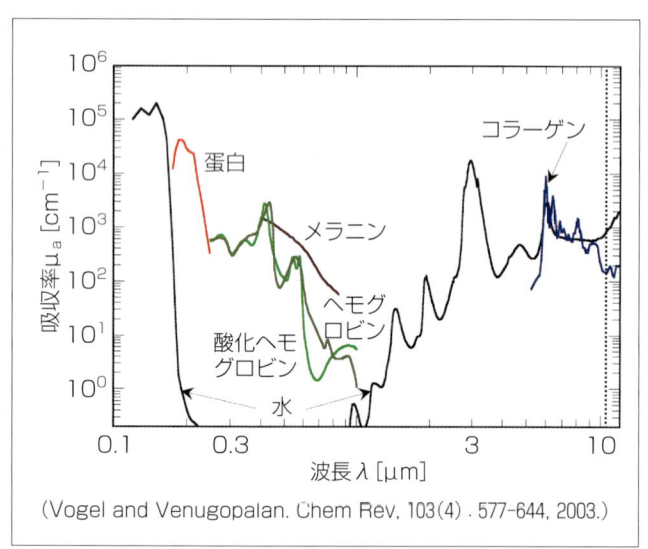

(Vogel and Venugopalan. Chem Rev, 103(4). 577-644, 2003.)

**図 2.** 各種物質の光吸収率
点線部分が炭酸ガスレーザーの波長である.

（文献 1 より一部改変）

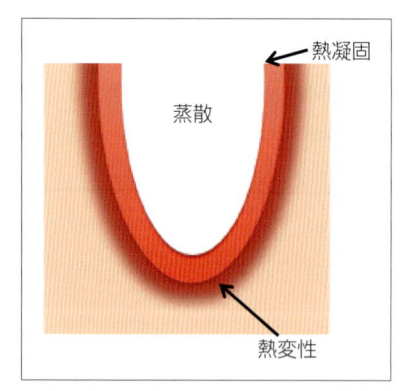

**図 3.** 炭酸ガスレーザーの蒸散・
凝固作用
照射部の組織は蒸散されるが，外
側にいくほど上昇温度が下がるた
め組織壊死・熱凝固，外側は熱変
性をきたす.

（文献 1 より転載）

**表 1.** 組織温度に応じた生体作用の関係

| 組織温度 | 生体作用 |
|---|---|
| 40℃未満 | 温熱効果 |
| 40℃ | 加熱 |
| 60℃ | タンパク凝固変性 |
| 100℃ | 水分蒸発 |
| 100℃以上 | 気化・蒸散・炭化 |

（文献 2 より転載）

と呼ぶ（表1）[2].

　また，蒸散された組織の周囲は外側ほど上昇温度が下がるため，その光熱作用を受け組織壊死や熱凝固となり，さらに外側は熱変性する（図3）.

　炭酸ガスレーザーは，照射方法により生体への作用を変化させることができる．ハンドピースの先端を対象組織に当てて照射するとfocused beamとなり「蒸散」作用が主となるが，対象組織からハンドピースを離して照射すると defocused beamとなりエネルギーが減弱し，「蒸散」というよりは「凝固」作用が主となる（図4）[3].

　実際の手術では，ハンドピース先端を対象組織から少し離した状態で照射し，対象組織を「蒸散」させながらその周囲の組織を「凝固」している.

　そして，炭酸ガスレーザーはレーザー光を連続して発振させる連続波（continuous wave）を発振できることが他のレーザー機器にはみられない特徴であるが，その分熱損傷のリスクも大きくなるため，パルス波で熱損傷を抑える発振形式もある．それがスーパーパルスモード，ウルトラパル

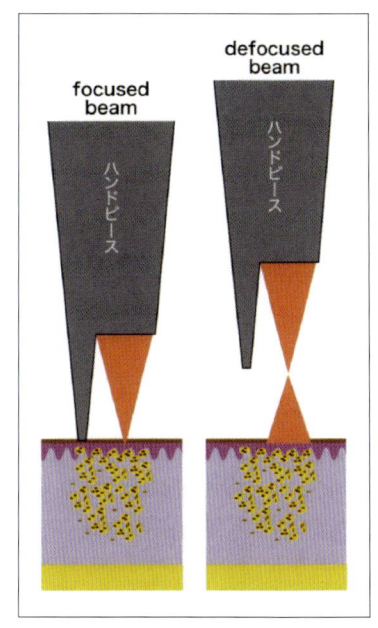

図 4.
Focused beam ではハンドピースの先端とレーザー照射部が同じ高さとなる。

（文献 3 より転載）

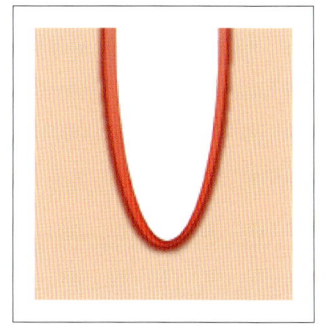

図 6. 短いパルス幅で照射したときの組織の変化
周囲への熱拡散が減少し，熱凝固層，熱変性層が薄くなる。

（文献 1 より転載）

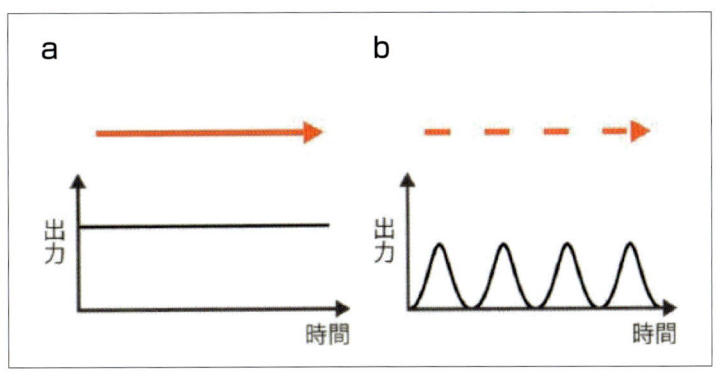

図 5. レーザーの発振形式
a が連続波，b がパルス波である。パルス幅を 0.1〜0.8 msec と短くしたものをスーパーパルスと呼んでいる。

（文献 3 より転載）

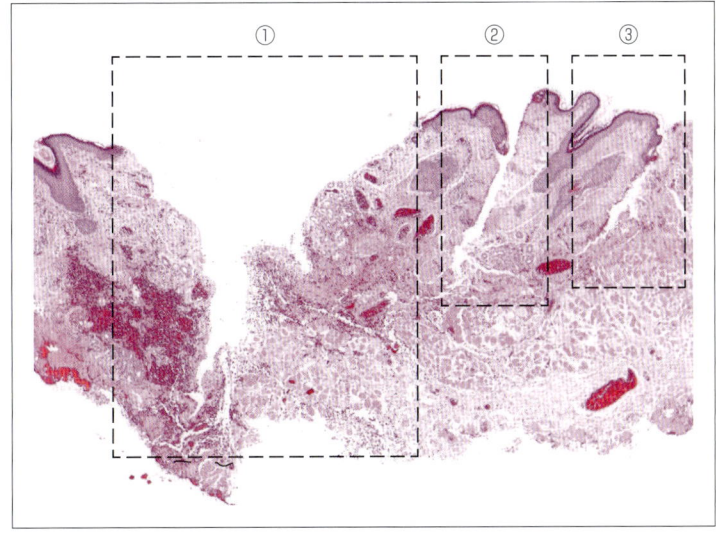

図 7. 切開創の比較
ヘマトキシリン・エオジン（HE）染色では，組織の変性に伴い好酸性が高まった部分が赤く染まる。
①メス刃：HE 染色で赤く染まっておらず，組織の変性が少ないことが見てとれる。一方，濃赤色の部分は，血管が破綻し赤血球が漏出していることを示している。
②スーパーパルスモード：メス刃よりも創縁が赤く染まり，組織が変性していることがわかる。一方，濃赤色の部分は少なく，血管の破綻（＝出血）が少ないことを示している。
③連続モード：創縁が，スーパーパルスモードよりも広い範囲で赤く染まっており，組織がより変性していることがわかる。

スモードである（図 5）[3]。

これらのパルス幅はマイクロ秒単位であり熱凝固層や熱変性層の形成が少ない（図 6，7）ため，創傷治癒の観点から，これらのモードを使用して手術することが望ましい。

当院では，エムエムアンドニーク社のニークレーザリー 15Zμ（図 8）を使用している。フラクショナル（点状に多くの穴を開け，肌の再生をはかる）などの機能は付いていないが，照射径が 0.18 mm と小さく細かな操作がしやすい。

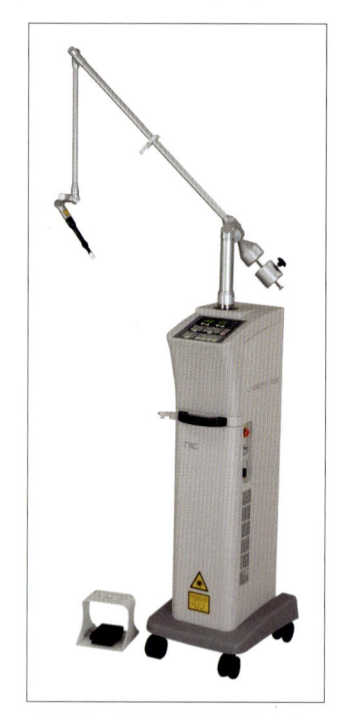

**図 8.** 当院で使用している
エムエムアンドニーク
社のニーク レーザリー
15Zμ
フットスイッチを踏んで
照射する.

## 炭酸ガスレーザーを使用する際に
## 注意すべきポイント

### 1. 皮膚切開は, なるべくメスを使用する

図 7 にも示されているように, 炭酸ガスレーザーは光熱作用により組織が変性する. 臨床的に問題となることは多くはない印象だが, 創傷治癒の観点から, 筆者は皮膚切開ではメスを使用している.

### 2. 止血には, 基本的にバイポーラを使用する

炭酸ガスレーザーは, 止血できるのは径 0.5 mm 以下の血管とされている[3]. また, 照射直後は止血されていても, 時間差で出血してくることがある. 血管を見つけた場合には, その時点で出血していなくてもバイポーラで確実に止血したほうが良い. つまり, 炭酸ガスレーザーのみで手術を行うというよりは,「バイポーラで止血するまでの時間を稼ぐ」という認識で炭酸ガスレーザーを使用したほうが良いと考えている.

### 3. 助手の協力を仰ぐ

炭酸ガスレーザーを使用する際に最も大事なのは「照射部位にテンションをしっかりかける」ことである. スプリング剪刀で切開する場合は釣り針鉤のテンションで十分であるが, 炭酸ガスレーザーを使用する際には釣り針鉤のテンションでは不十分で, より一層組織にテンションをかける必要がある. そのため, 助手に鑷子で照射部位の尾側を把持し尾側に牽引してもらい, かつ術者が照射部位の頭側を把持し頭側に牽引することで照射部位にしっかりとテンションをかけ, レーザーを照射する. テンションをしっかりかけた部分にレーザーを照射すると, 少ないパワーでも組織を切開することができるため, 組織のダメージを抑えることができる.

### 4. パワー(W)を適切な値に設定する

炭酸ガスレーザーは光熱作用で組織を蒸散, 熱凝固, 熱変性させる. パワーが低すぎると組織への効果が少なく出血もしやすいが, パワーが高すぎると止血効果は高いものの過剰照射となり組織が炭化するため, 創傷治癒の観点から望ましくない.

パワーの適切な値に関しては, 切開する組織やレーザーの機種, モード, 照射方法によっても違うため一概には言えないが, 初めのうちは, スーパーパルスモード 4 W くらいから始め, 扱いに慣れてきたらパワーを上げていくほうが良い.

### 5. フットスイッチは, なるべく細かく踏む

炭酸ガスレーザーは非常に優れたデバイスであるが, 組織から離して照射するため, 剪刀を使用する際に感じられる「触覚」がない. そのため, 気をつけていないと思ったより深い組織までレーザーが到達し, 必要以上の組織損傷や誤照射のリスクがある. これらを防ぐため, フットスイッチを踏みっぱなしにするよりはできるだけ細かく踏み, 組織を少しずつ切開していくほうが良い.

### 6. 誤照射を防ぎたい部分に水分を含ませる

先程も述べたように, 炭酸ガスレーザーはメラニンやヘモグロビンの吸収率が低く水分の吸収率

表 2. レーザー光が眼球に照射された場合の波長による眼障害の相違

表 2. レーザー光が眼球に照射された場合の
　　　波長による眼障害の相違

炭酸ガスレーザーは，角膜に熱変性を生じる.

| 波長(nm) | 眼の障害 |
|---|---|
| 180〜315(紫外光) | 角膜および結膜の炎症 |
| 315〜400(紫外光) | 白内障 |
| 400〜780(可視光) | 網膜の出血，浮腫 |
| 780〜1,400(近赤外光) | 白内障，網膜熱傷 |
| 1,400〜3,000(中赤外光) | 白内障，角膜の熱傷 |
| 3,000〜1,000,000(遠赤外光) | 角膜の熱傷 |

（文献 2 より転載）

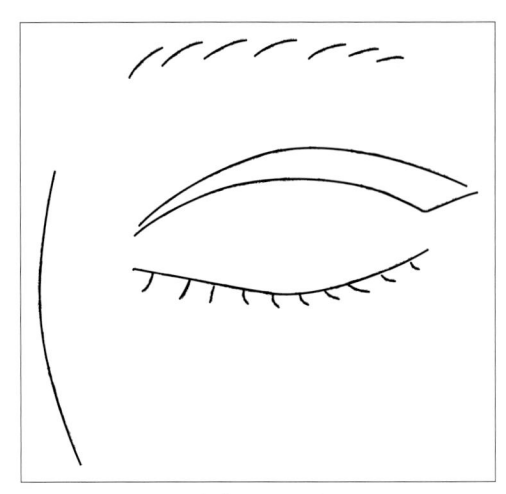

図 9. 皮膚切開のデザイン

が高いため，照射部位に水分が多いと，水分に吸収され奥までレーザーが届かない. そのため，切開したい組織周囲の水分をふき取ったほうが切開の効果は高まるが，誤照射を防ぎたい部分や剝離したい層間（結膜とミュラー筋の間など）にはあえて水分を含ませることで，周囲組織の誤照射を防ぐことができる. また，よく言われることであるが，慣れないうちは照射部位の周囲に水分を含ませたガーゼを置き，誤照射を防ぐほうが良い.

### 7. 必ずコンタクトシェルを使用する

先述のように気をつけて使用していても，どうしても過剰照射や誤照射のリスクはある.

レーザー光が眼球に照射されると，眼障害を引き起こす. 波長により障害部位は異なるが，炭酸ガスレーザーの波長では角膜が障害される（表2）. 眼瞼の手術で炭酸ガスレーザーを使用する場合は，必ずコンタクトシェルを患者の眼球に装着する.

### 炭酸ガスレーザーを用いた挙筋短縮術

先程述べたような内容も踏まえ，炭酸レーザーを使用した眼瞼下垂手術について，実際の手順に沿いコツも含めて解説する.

### 1. デザイン

皮膚切開のデザインは，術後の審美面に大きな影響を与えるため非常に重要である. 細い油性ペンでも良いが，描きやすさや先端を削って細さを調整できるという理由から，筆者は削って先を細くした竹串に無水エタノールを混ぜたピオクタニンをつけて使用している.

本稿のテーマから外れるためデザイン方法に関しては詳細を省くが，デザイン時のポイントは以下になる.

①デザイン時は必ず座位にさせる.

体位で重瞼幅が大幅に変わるため，仰臥位ではなく必ず座位でデザインを行う.

②デザイン後に，必ず両側のマーキング部にブジーを当てて開瞼させる.

片側のみでは眉毛高に変化がなかった患者でも，両側にブジーを当て開瞼させると眉毛が下がる場合がある. 眉毛が下がると重瞼幅が狭くなり，デザイン時と術後の重瞼幅に差異が生じやすくなる.

両側のマーキングした切開予定ラインに瞳孔中心線上でブジーを当てながら開瞼させ，眉毛高も含めた術後のシミュレーションを行い，必要なら切開予定ラインの修正を行う.

患者により異なるため一概には言えないが，外眼角付近では皮膚の余剰が生じることが多く，図9のようなデザインになることが多い.

術後の重瞼の幅や形態は皮膚の厚みや瞼裂高など多くの変数が関与するため，毎回思い通りになるわけではないが，毎症例手抜きせず向き合い，経験値として自分のなかに蓄積していくしかない.

### 2. 麻 酔

1%エピネフリン添加リドカインとロピバカイ

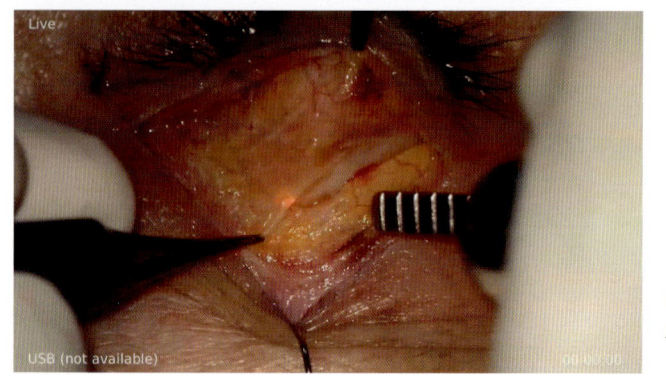

**図 10.**
助手が尾側へ牽引をすることで，常に剥離部に一定のテンションをかけることができる．

ンを1：1で混合した麻酔液を皮下へ注入する．ロピバカインを混合するのは，術中および術後の疼痛を緩和させるためである．切開線上から数か所刺入し片側 1.0～1.5  ml が目安となるが，皮下組織が少ない患者は少なめ，皮下組織が多い患者は多めに注入し必要以上には注入しないよう心がけ，挙筋群に麻酔が浸潤しすぎないようにする．

### 3．切　開

麻酔薬を皮下に注入後，メスでデザイン通り切開して出血点をバイポーラで止血する．メスで切開するのは表皮～真皮層までである．それ以降の層の剥離は炭酸ガスレーザーで行うほうが効率は良い．

### 4．層間剥離

釣り針鉤を頭側にかけ，眼輪筋-瞼板間を睫毛側に向かい剥離する．その後は尾側の組織を鑷子で助手に持たせてしっかりと尾側に牽引してもらい，眼窩隔膜をレーザーで切開して挙筋腱膜を露出していく（図10）．この際にレーザー光が挙筋腱膜を損傷しないよう，眼窩隔膜内に 0.5％リドカイン（エピネフリン添加なし）を切開前に注入しておく．

挙筋腱膜を同定する際に厚みも確認する．ミュラー筋が透けて見えず，かつ術前に測定した挙筋機能が良好な場合は挙筋腱膜前転術を選択し，ミュラー筋が透見できるくらい挙筋腱膜が薄い，もしくは挙筋機能が不良な場合は挙筋短縮術を選択する．挙筋群間の剥離をする際には，麻酔液が挙筋群に浸潤しすぎないよう，剥離する直前のタイミングで層間に 0.5％リドカイン（エピネフリン添加なし）を注入する．ここでも剥離しやすい

よう，助手に瞼板前組織を尾側へ牽引してもらう．

### 5．瞼板への固定と術中定量

剥離して前転できるようにした挙筋群を瞼板に固定する．この際，あらかじめマーキングしておいた瞳孔中心線上で挙筋腱膜群と瞼板に1針通糸し固定，術中定量を行う．

術中定量を行う際には必ず座位にして瞼裂高の左右差と上眼瞼のアーチ形状を確認し，なるべくこの段階で良い状態に調整する．

その後は内側と外側に固定点を追加した後に再度座位にして，瞼裂高の左右差と上眼瞼のアーチ形状を再度確認する．仰臥位と座位でのアーチ形状は異なる場合があるため，座位でのアーチ形状を基準にし，必要なら固定点を修正，追加する．固定点は片側 2～5 点である．

座位での術中定量の際には，瞳孔中心線で挙筋腱膜群と睫毛側の皮下組織を1点固定（Hotz変法）しておくと，睫毛側の組織が睫毛の生え際にかぶさらず，アーチ形状をしっかりと確認できる．

### 6．重瞼作成

重瞼作成に関しては，皮膚-挙筋腱膜群-皮膚の順に通糸して皮膚縫合と同時に作成する方法と，挙筋腱膜群と睫毛側の皮下組織を結紮して皮膚縫合とは別に作成する方法（Hotz変法）がある．

皮膚縫合と同時に作成する方法は，手術時間が短縮できる，くい込みが少ない重瞼を作成できる，というメリットはあるものの，重瞼が消失しやすいデメリットがある．重瞼が消失すると睫毛下垂など機能的な面でデメリットが生じるため，長期間持続する重瞼を作成するには Hotz 変法で6点以上固定することが望ましいと考えている．

### 7．脂肪操作

　眼窩脂肪や眼窩前脂肪(ROOF)が多い場合は適量切除し，少ない場合は眼瞼陥凹を改善させるために眼窩脂肪を引き出す．術前にある程度イメージしておくことも重要である．

### 8．皮膚縫合

　7-0もしくは8-0非吸収糸で単結紮を行う．

### おわりに

　炭酸ガスレーザーは，手術時の出血コントロールが容易になる素晴らしいデバイスである．それにより手術時間の短縮をはかれるのは間違いない．しかし，眼形成手術の広がりとともに，修正症例も増えている．「保険適用の手術である」という理由で審美的な部分をないがしろにし，レーザーを利用して手術時間の短縮のみに注力する，という考え方では，いつまで経っても修正症例に対応できない．

　炭酸ガスレーザーは，出血をコントロールしやすくなることで，眼瞼のアーチ形状をよりきれいなものにしたり長期間持続する重瞼を作成したりする時間を生み出す，質の高い手術を行う手助けをしてくれるデバイスであると考えるべきであろう．師が筆者に教えてくださったように，「自分が受けたいと思う手術を患者に提供する」ことが最も重要である．

### 文　献

1) 宮田成章：総論．イチからはじめる美容医療機器の理論と実践　改訂第2版．全日本病院出版会, pp. 3-95, 2021.
　　*Summary*　レーザーのみでなく美容医療機器についても理論から解説しており，美容医療を勉強したい方にとって，はじめの1冊として最適.
2) 日本レーザー医学会安全教育委員会編：レーザー医療の基礎と安全．アトムス, pp. 46, 82, 2016.
3) 尾﨑　峰：炭酸ガスレーザー．皮膚科医・形成外科医のためのレーザー治療スタンダード(河野太郎編)．羊土社, pp. 36-42, 2017.
　　*Summary*　レーザーに特化した内容で，疾患別の治療計画なども詳細に記載されている.

MB OCULI. No. 143：70−75, 2025

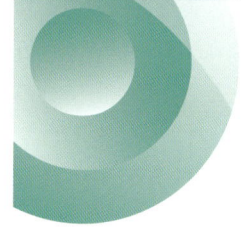

特集／眼瞼手術の勘どころ―視機能・整容・再手術―

# 抗凝固薬・抗血小板薬服用の眼瞼手術, 周術期管理

松田弘道*

**Key Words :** 抗血栓薬(antithrombotic drug), 出血(bleeding), 血栓塞栓症(thromboembolism), 眼瞼手術 (eyelid operation), 手術期管理(perioperative management)

**Abstract :** 高齢化社会の到来に伴い, 抗血栓薬服用中の患者が眼瞼手術を受ける機会が増えていくと思われる. 抗血栓薬服用中の手術では予想以上の出血をきたすことがあり, その対応に苦慮する場面も少なくない. とはいえ, 抗血栓薬の一時休薬については血栓塞栓症発症の危険性を増大させるため, 内科医との連携のうえ個別の判断が必要となる. 服用を継続した患者に対しても安全で良質な手術を行うためには, 全身状態の把握とともに可及的に出血を抑える準備や対策などが術者には求められる. 本稿では, 抗血栓薬服用下の眼瞼手術における留意すべき点について述べる.

## はじめに

食生活やライフスタイルの変化に伴い, 生活習慣病を背景とした虚血性心疾患や脳疾患の有病率は増加傾向にある. 眼瞼手術に対する認知の高まりとともに, 抗凝固薬や抗血小板薬といった抗血栓薬を服用した患者が眼瞼手術を受ける機会も増えていくと思われる. 眼瞼は血流が豊富な組織であり術中の過度な出血は手術操作の大きな妨げとなるだけでなく, 層の見極めを難しくすることで出血リスクを増加させるという悪循環を招いてしまう. 過剰凝固による熱損傷は術後の組織の腫れの原因になり, 血腫の形成は感染, 創傷治癒の遷延や皮膚壊死の原因となるため機能的にも整容的にも不利な結果につながりやすい. 一方で, 過剰な出血を回避するため不用意に抗血栓薬の休薬を行うと, 血栓・塞栓症の発生への誘因ともなるため, こちらも慎重な対応が求められる.

眼瞼手術に臨む際, 出血への対処法は習得すべき基本事項の1つといえるが, 抗血栓薬服用中の場合には予想を超える程度の出血をきたすことがあり, たとえ熟練者であってもその対応に悩まされる場面は少なくない. また, 眼瞼手術は日帰りで行われることが一般的であり, 適切な術後ケアの実践は出血対策の観点からも重要である. 本稿では, 抗血栓薬服用例の眼瞼手術における出血への対策および適切な周術期管理について考えてみたい.

## 術前の確認事項

事前に確認しておく事項には血栓・塞栓症の発症の危険性を含めた患者の全身状態や出血性素因, 内服の休薬・減量の可否などがあり, 抗血栓薬の処方医に対して直接, 情報提供を依頼する. 患者の自己申告をもとに我々眼科医のみで休薬指示を出すことは血栓・塞栓症の発生の観点から避けるべきである.

### 1. 全身状態および出血性素因の確認

高血圧は出血の程度に影響を与えるほか, 血

* Hiromichi MATSUDA, 〒201-0003 東京都狛江市和泉本町4-2-13 SANTE SAKAE 102 まつだ眼科形成外科, 院長

表 1. 抗血栓薬の休薬期間の目安

| | 一般名 | 主な商品名 | 休薬期間の目安 |
|---|---|---|---|
| 抗凝固薬 | ワルファリンカリウム | ワーファリン | 3〜5日間 |
| | ダビガトランエテキシラート | プラザキサ | 2日間 |
| 抗血小板薬 | アスピリン | バイアスピリン | 7日間 |
| | 塩酸チクロピジン | パナルジン | 10〜14日間 |
| | 硫酸クロピドグレル | プラビックス | 14日間 |
| | EPA製剤 | エパデール | 7日間 |
| | シロスタゾール | プレタール | 3日間 |
| | ジピリダモール | ペルサンチン | 1〜2日間 |
| | ベラプロストナトリウム | ドルナー, プロサイリン | 1〜2日間 |
| | 塩酸サルポグレラート | アンプラーグ | 1日間 |
| | リマプロストアルファデクス | オパルモン, プロレナール | 1日間 |

栓・塞栓症の発生にもかかわる重要な因子である．普段の血圧の値や降圧薬服用の有無などを確認し，コントロール不良の場合には事前に内科主治医とよく相談しておく．出血をきたしやすい基礎疾患として血液疾患，膠原病などの血管の脆弱性を有する疾患，肝機能障害，血液透析などがあり，病態の程度にもよるが多くの患者で出血傾向をきたすため，事前に血液凝固系の検査を行っておく．血小板数の低下，プロトロンビン時間(PT)や活性化部分トロンボプラスチン時間(APTT)の延長の有無，ワルファリン内服患者でのプロトロンビン時間国際標準比(PT-INR)の値の確認が必要である．血小板数は目安として $10$ 万/$\mu l$ 以上あれば問題ないが，$5$ 万/$\mu l$ より少ない場合は止血が困難になるため血液内科と相談して血小板輸血を検討する．PT-INRは $2.5 \sim 3.0$ 以下を目安に手術を行うが，$3.0$ を大きく超える場合には処方医とよく連携を取りながらの手術が必要となる．また，血管腫や血管奇形などの腫瘍性疾患，血管増殖を伴った神経線維腫症1型患者における眼瞼手術の際には出血をきたしやすいことがあり注意を要する[1]．その他，サプリメント(EPAやビタミンEなど)やNSAIDsは血小板機能を抑制することで出血傾向をきたすことがあり，それら薬剤の服用歴を確認しておく．

## 2．抗血栓薬の休薬について

眼瞼を含む体表面の手術において抗血栓薬の休薬は必ずしも必要としないとされているが，術中の出血リスクの低減は術後の腫れや皮下出血を抑えることにつながるため，可能な場合には休薬す

ることが望ましい．一方で，休薬に伴う血栓・塞栓症の発症リスクの増加や一度発症した場合の病態は重篤となることが多い点は懸念される．眼瞼手術での休薬の判断は内服理由となっている原疾患，術式，術者の技量，手術の緊急度などを吟味し，個々に判断せざるを得ないのが現状である．抗血栓薬を一時中止する場合の必要な休薬期間について表1に示す．ただし，これらはあくまで目安であり，薬剤ごとの作用機序や作用時間の違い，患者ごとの病態によって個別に検討する必要がある．

### 1）抗凝固薬

ワルファリンカリウム(ワーファリン®)は肝臓におけるビタミンK依存性血液凝固因子の合成を阻害することで抗凝固作用を示す．この作用は薬剤投与後 $12 \sim 24$ 時間後に発現し，$48 \sim 72$ 時間持続する．凝固活性の発現と消失は凝固因子の半減期に依存しているため，休薬期間は通常 $3 \sim 5$ 日間とされている．休薬することにより血栓・塞栓症の発生リスクが高い場合にはヘパリンへの切り替えを検討する．1週間前から入院のうえ，ヘパリン持続点滴へ変更とし，手術3時間前に点滴を止めて手術を行う．術後出血がないことを確認のうえ，ヘパリンの再開は翌日からとし，ヘパリンを再開した後に3日間は再出血がないかを観察後，抗凝固薬の内服を再開する．ダビガトランエテキシラート(プラザキサ®)はビタミンKを介さず直接トロンビンを阻害するため納豆などの摂取制限がなく，ワルファリンカリウムに比べて出血の副作用も少ないとされている．また効果持続時

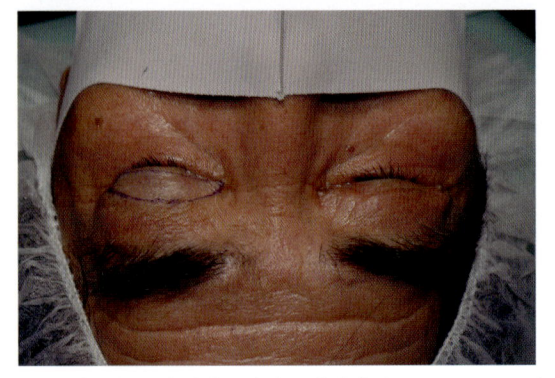

**図 1.** 皮下浸潤麻酔後の皮膚の蒼白化（Surgeon's view）
術側である左眼瞼の蒼白化がみられる.

間も短いため休薬期間が短くてすみ，術前のコントロールがより容易になると期待される[2].

### 2）抗血小板薬

抗血小板薬はその薬効が不可逆的に作用する薬剤と可逆的に作用する薬剤に分類される．不可逆的に作用する薬剤では血小板の寿命と同じだけ作用が持続し，作用を受けていない新しく産生された血小板が血中に存在するまでは機能は回復しない．血小板の寿命は7〜10日であるため，一般に休薬は7〜10日間は必要になる．一方，可逆的に作用する薬剤では，作用時間は薬剤の半減期に依存するため，休薬期間は比較的短期となる.

## 術中管理について

術中の疼痛コントロールや血圧管理，鎮静は出血を抑制する観点で重要となる.

### 1．局所麻酔薬

局所麻酔薬に添加されたアドレナリンは血管収縮作用を介して出血量を減らすとともに鎮痛時間を延長させる効果を有する．ただし，効果発現には5分程度の時間を要するため，皮膚の蒼白化を確認した後に手術を開始すると良い（図1）．眼瞼手術では通常，アドレナリン添加の局所麻酔薬が使用されるが，全身への移行を鑑みて，血栓・塞栓症の発症リスクが高い場合にはアドレナリン無添加の麻酔薬を選択せざるを得ないこともある.

皮下浸潤麻酔の際，出血をできるだけ予防するには，血管が透見される部位への針の刺入は避けること，眼輪筋下の層に沿って針先を進めるこ

と，針の刺入回数をできるだけ少なくすることなどを意識すると良い．仮に出血が起きた場合には圧迫止血をすぐに行うことで対処する．瞼板後面やミュラー筋へ操作が及ぶ際には，結膜下への麻酔も必要となる．結膜下浸潤麻酔では血管を避けて針を刺入させ，針先を結膜とミュラー筋の間に進めた後，その場で麻酔薬を注入する．眼瞼下垂手術において結膜下にアドレナリン添加局所麻酔薬を使用すると，交感神経刺激作用によるミュラー筋の収縮を介して定量性に影響を与えてしまうことがあり注意を要する[3].

### 2．降圧薬

降圧薬にはカルシウム拮抗薬，$\beta$遮断薬，亜硝酸薬などがある．中でもカルシウム拮抗薬は持続投与もしくは単回投与でも使用でき，投与後の降圧作用と持続時間が適度で使用しやすい．ニカルジピンは1回0.5〜1.0 mgを静脈内投与する．単回投与後の作用時間はおよそ15〜30分で，必要に応じて追加投与する．ニカルジピン投与後は速やかに血圧が低下し，また過剰に下がりすぎることは稀なため使いやすい薬剤であるが，末梢血管拡張作用が強いため反射性頻脈を生じる[4]．ジルチアゼムは1回5〜10 mgを静脈内投与する．単回投与後の作用時間はおよそ15〜30分で，必要に応じて追加投与する．ジルチアゼムはニカルジピンとは対照的に，心筋に対する作用が強いため心拍数は低下する．眼科手術では時に眼球心臓反射により徐脈を生じることがあるため通常はニカルジピンを選択するが，虚血性心疾患を持つ患者，脈拍数のコントロールが不良な心房細動を持つ患者，頻拍により心拍出量が低下する僧帽弁閉鎖不全症患者などではジルチアゼムを選択する[4].

### 3．抗不安薬・鎮静薬

不安や緊張が強いられる状況下では血圧の上昇のみならず眼瞼の痙攣に留意する．眼瞼の痙攣は切断された血管断端からの出血を助長させるため，リラックスした状態で手術が受けられるように配慮するべきである．適切な声かけを行うとともに，事前に抗不安薬の内服や術中の鎮静薬の静

注，低濃度笑気麻酔（図2）などの併用を検討する．ベンゾジアゼピン系の薬剤は気道の筋緊張低下作用に起因した呼吸抑制の危険があるものの，心血管系疾患を持つ患者でも安全に使用できる特徴がある．ミダゾラムはベンゾジアゼピン系の代表的な鎮静薬であり，単回投与後30秒〜1分で作用が発現し，20〜40分持続する．患者の年齢，体重，全身状態に応じて0.5〜2mgを静注する．笑気麻酔は高い鎮痛，抗不安作用を有する一方で循環や呼吸器系に対する作用は弱いため20%程度の低濃度下であれば比較的安全に併用可能である．

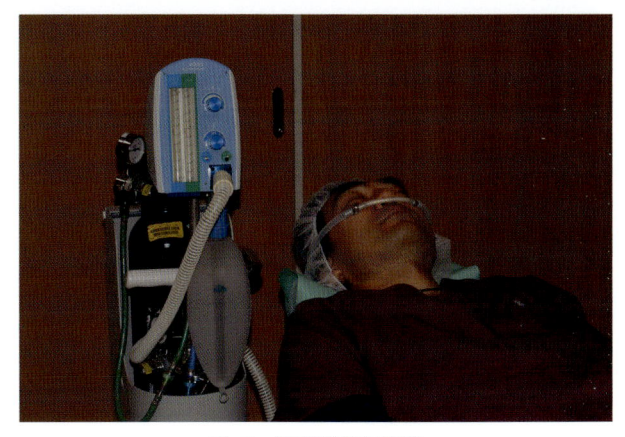

図 2. 低濃度笑気麻酔
セッティングの実際

### 切開器具
### （高周波ラジオ波メス・炭酸ガスレーザー）

高周波ラジオ波メスや炭酸ガスレーザーは，切開と止血を同時に行える機器であり，通常のメスや剪刀を用いた場合よりも出血リスクを大きく下げることができる．

高周波ラジオ波メスは組織細胞中の水分子にチップ先端からの放電を高密度に集中させることで微細性に優れた切開が可能であり，炭化による組織損傷についても最小限に抑えることができる．一方，炭酸ガスレーザーによるレーザー光は大部分が組織中に含まれる水分に吸収され，熱エネルギーへの変換を介して組織を蒸散させる効果があり，こちらも周囲組織への侵襲が少ない切開が可能である．両者は操作性や使用感において様々な違いがあるが，出血を抑える観点からすると炭酸ガスレーザーのほうが若干優れているとされている[5]．

### 止血法の実際

止血にかかわる代表的な器具としてバイポーラ，ボスミンガーゼ，吸引器具，挟瞼器が挙げられる．バイポーラ鑷子は先端の間を電気が流れる際に凝固されるので，鑷子の先端をやや開いた状態で出血点の上に置くようにするのがコツである．出血がみられた時点で乾いたガーゼを被せ，その後少しずつガーゼを手前にずらしていくと出血点を同定できる．出血点に対して直ちにバイポーラ鑷子で凝固しないと出血点がわからなくなるため，ガーゼで拭く操作と凝固の操作を連動させて効率良く止血する．出血が多いときには創縁の両端を指で圧迫すること，鑷子や釣り針開創鉤などを用いて出血点の周囲組織をしっかりと牽引することで出血の勢いを抑えることができる．抗血栓薬服用中の患者においては通常では支障とはなりにくい小血管からの出血がびまん性にみられることがある．出血点を放置せずに，こまめに止血を行ってから次の操作に進むことが安全に手術を行ううえで肝要といえる．バイポーラによる止血が困難なやや深い術野からの出血に対しては，5,000倍程度の希釈ボスミンを浸したガーゼによる圧迫も有効である．また，深部からの勢いのある出血に対しては吸引管を用いて出血を吸引しながら止血を試みると良い．挟瞼器は止血のための器具ではないが，剝離操作の段階までは出血に悩まされることが少なくなり重宝する．ただし，挟瞼器の使用では必要とする麻酔の量が増える点や挟み込まれた組織がねじ曲げられるといった懸念があり，詳細な定量を必要とする眼瞼下垂手術での使用は適切でない．

### 手術法

抗血栓薬服用中の眼瞼手術に臨むにあたり，出血リスクを抑えた手技や適切な手術法の選択について知っておくと良い．

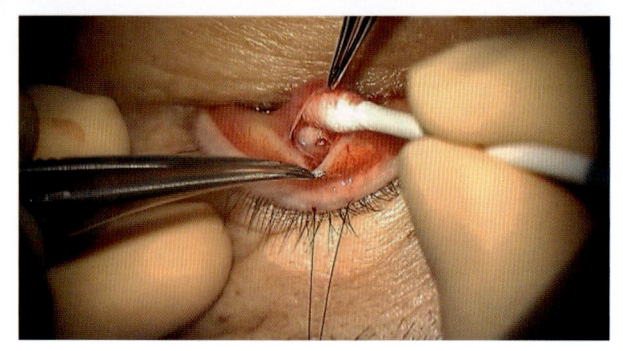

**図 3.** 経結膜挙筋腱膜タッキング

ミュラー筋の手前に挙筋腱膜と眼窩隔膜の合流部である white line が確認できる.

### 1．出血リスクの低減

　主要な血管走行および出血の好発部位への理解は必須といえる．比較的大きな血管は層間を走行し，瞼板上下縁には眼瞼動脈弓が存在する．結膜とミュラー筋の層間も小さい血管が豊富にあるため，丁寧な止血操作が要求される．眼輪筋を切断すると出血しやすいため，筋線維に沿うような形での剥離操作を心がける．剥離範囲は必要最小限に留め，視認できる血管に対しては事前に凝固しておく．抗血栓薬服用中の例では，凝固された血管断端からの再出血の頻度は低くないため，しっかりと止血できているかどうかの確認を入念に行う．止血操作を一通り行った後，ガーゼで術野を軽く拭き取り，再出血の有無を確認する．

### 2．手術法の選択

　眼瞼手術において出血リスクが高いと事前に判断される場合，治療効果はできるだけ落とさずにより出血リスクの小さい手術法を選択することも検討する．眼瞼下垂手術の場合，ミュラー筋へ操作が及ぶ挙筋群短縮術よりも挙筋腱膜前転術のほうが出血リスクを抑えられる．また，結膜側からのアプローチはより低侵襲であり，経結膜的に挙筋腱膜前転術などを行い（図 3），必要に応じて皮膚切除を二期的に施行することも一法である[6]．挙筋機能不良例に対して眼瞼吊り上げ術を検討する場合，ナイロン糸を用いた吊り上げは 1 つの選択肢として検討すると良い．下眼瞼内反症に対しては，切開法以外の選択肢として水平方向の広範囲な埋没縫合法が良好な治療成績とともに報告さ

れており，出血リスクが高い患者では一考に値する[7]．

## 術後管理

　眼瞼手術は日帰りで行われることが多いため，手術終了時に帰宅させて良いかどうかの判断や帰宅後に再度の出血があった場合への対処などが必要となる．また，自宅における適切な自己管理についても出血対策の観点から重要といえる．

### 1．帰宅の是非

　閉創後，創部から断続的に出血がみられる場合，圧迫および冷却のうえでしばらく経過観察とする．通常は一定時間の経過後に出血はみられなくなるが，抗血栓薬服用中では出血が持続することもあり，その場合ためらわずに再び創を開いて出血点を確認のうえ，止血を試みる．閉創の時点で出血がみられないとしても，使用した局所麻酔薬に含まれるアドレナリンの血管収縮作用は術後 1〜2 時間程度で減弱することや体動などにより多少なりとも再出血はみられる．特に，出血リスクの高い患者では手術時間が長くなる傾向があり，麻酔の効果が切れ始めると疼痛を介した出血を助長させてしまう．十分な疼痛コントロールをしたうえで，帰宅させることが肝要である．

　帰宅後に出血の訴えがあった場合，一過性であれば通常は経過観察で良いことが多い．ただし，出血リスクの高い患者では出血の勢いが予想以上に強いことがあり受診を促すほうが良いと思われる．強い痛みを伴う場合や創が離開し出血している場合などは早急な受診を促す．

### 2．圧迫と冷却

　術後の出血と腫脹を軽減するため圧迫と冷却が重要である．眼軟膏を創部に塗布し，湿潤環境のガーゼによる被覆および圧迫を行う．手術当日はガーゼの上からアイスパックなどを用いて冷却する．手術翌日，ガーゼを外し，通常は出血がほぼなくなっているため，それ以降のガーゼ被覆は不要である．手術翌日まで冷却は継続する．限局した腫脹が血腫によるもので極少量の場合には，自

然と吸収されることが多いため経過観察とする．稀に，手術翌日にも出血が続く場合や著明な血腫を生じた場合，速やかに止血および血腫除去を行う．抗血栓薬服用中の例では片側ずつの手術を予定し，眼窩部全体を圧迫眼帯とするなど術後出血に対する対策を検討する．皮下出血の程度が通常よりも強く出る場合が多いことを事前に伝えておくと良い．

### 3．生活管理

抗血栓薬服用の有無にかかわらず，手術当日は入浴，飲酒，運動は避け，安静にするように指示する．頭部を高く保ち，うつ伏せ姿勢は控えることにする．翌日から創部を強くこすらない程度の洗顔，洗髪，シャワーは可とする．再出血と腫脹の増悪を予防するために飲酒は数日間，激しい運動や長時間の入浴は1週間程度控えてもらう．

### 文　献

1) 神経線維腫症 1 型の診断基準・治療ガイドライン作成委員会：神経線維腫症 1 型（レックリングハウゼン病）の診断基準および治療ガイドライン．日皮会誌，**118**：1657-1666，2008．
2) 木原真一：術前の全身評価．眼手術学 1．総論・眼窩（大鹿哲郎監・編，後藤　浩編）．文光堂，pp. 84-90，2014．
3) Matsuda H, Kabata Y, Takahashi Y, et al：Influence of epinephrine contained in local anesthetics on upper eyelid height in transconjunctival blepharoptosis surgery. Graefes Arch Clin Exp Ophthalmol, **258**：1287-1292, 2020.
   Summary　局所麻酔薬に含まれるエピネフリンがミュラー筋への作用を介して瞼裂高に影響を与えうるのか，エピネフリン添加と無添加で比較した報告．
4) 木原真一：術中・術後の全身管理．眼手術学 1．総論・眼窩（大鹿哲郎監・編，後藤　浩編）．文光堂，pp. 91-97，2014．
5) Yu CS, Chan HH, Tse RK, et al：Radiosurgery versus carbon dioxide laser for dermatochalasis correction in Asians. Lasers Surg Med, **39**：176-179, 2007.
6) 松田弘道，酒井　勉，中野　匡：腱膜性眼瞼下垂に対する経結膜挙筋腱膜タッキングの治療成績．日眼会誌，**123**：706-711，2019．
   Summary　結膜側を切開し挙筋腱膜を直視下に露出させて前転する，経結膜アプローチによる術式とその治療成績の報告．
7) 林　憲吾，大野京子，森山無価ほか：退行性下眼瞼内反症に対する水平方向の広範囲な埋没縫合法．日眼会誌，**115**：529-534，2011．

MB OCULI. No. 143：76－83, 2025

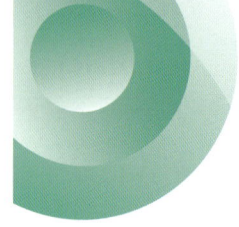

# 眼瞼手術の
# トラブルシューティング，再手術

嘉鳥信忠*

**Key Words :** 医原性過挙上(iatrogenic overcorrection)，挙げすぎ症候群(iatrogenic overcorrection syndrome)，外眼角形成術(lateral canthopexy)，眼瞼延長術(eyelid lengthening)，眼窩隔膜翻転脂肪弁法(septum turnover flap, turn-over orbital septal flap)，PAT 脂肪移植(perifascial areolar tissue(PAT) with fat tissue)

**Abstract :** 眼瞼下垂手術および眼瞼内反症手術は機能的のみならず整容的にも改善する手術であり，多くの眼科医，形成外科医によって広く行われている．実際，術前後の変化には目を見張るものがあり，若返り・アンチエイジングの面からも，広く注目されている手術の１つである．しかしながら華やかな一面とは裏腹に，誤った術式選択のため，何度手術を行っても挙上不足となるケースや，逆に開瞼させすぎ兎眼となり眼痛や眼表面に障害をきたすケースが存在していることを忘れてはならない．すなわち，医原性の眼瞼下垂・兎眼症である．特に過挙上・挙げすぎ症候群は眼表面のためにも修復手術，すなわち眼瞼延長術が必須となる．この手術にはいくつかの方法があるが，とりわけ眼窩隔膜翻転脂肪弁法は有用であり，眼表面の状態を日常的に観察している眼科・眼形成外科医は，ぜひとも習熟しておきたい手技である．

## 眼瞼下垂手術における私の勘どころ

### 1．術前に気をつけること
### 1）術前診察，問診で忘れがちなチェックポイント

眼瞼下垂には様々な原因があるが，問診時に発症時期(自覚・他覚症状)を知ることで，その背景を推測することができる．

「いつ頃からですか？」というこちらからの問いかけに対し，多くは『数年前から～』と答えるだろう．この場合は，もちろん加齢による退行性変化と推測される．ところが『2週間前～』などと期間を断定する場合は，一過性，または脳動脈瘤による動眼神経麻痺の可能性があるので，脳神経外科

精査が必須になる．逆に『昔から～』『子どものとき～』であれば，代償性眉毛挙上などによって顕在化されていない先天眼瞼下垂やマーカスガン現象(顎の動きとの異常神経支配)が潜んでいる可能性について考える必要があるので，開瞼量だけにとらわれない診察をすることが重要である．

その他，他院での手術歴の有無(挙筋群への手術既往がある場合は，瞼板翻転困難であることが多い：図1)，瞬目に左右差がある場合や，眼輪筋の収縮や鼻根部の表情筋に違和感がある場合は，顔面神経麻痺の後遺症や眼瞼痙攣(時に顔面痙攣)を考え，夕方に著しく下がるような場合は言うまでもなく重症筋無力症についても検討する必要がある．

ヒント）保険診療での重瞼手術を期待して意図的に目を細める患者もいるため，筆者は待合室から診察室に入室・着席するまでの「素の表情」を特に注視するようにしている．

---

* Nobutada KATORI，〒900-0005　那覇市天久1000　大浜第一病院眼形成眼窩外科／〒430-8558　浜松市中央区住吉2-12-12　聖隷浜松病院眼形成眼窩外科，顧問／〒900-0006　那覇市おもろまち4-3-13　安里眼科涙道・眼形成

### 2）他院術後の再手術のプランニング時におけるポイント

眼瞼下垂の再手術には，＜挙上不足・再下垂＞＜過挙上・挙げすぎ症候群＞＜左右差，重瞼幅の不満＞の3つの原因が考えられる．

#### ＜挙上不足・再下垂＞

他院術後修正は一筋縄ではいかない．実際に切開しないとどのような状態になっているのか不明だが，問診時の患者の訴えから，患者のまぶたの中を推測するヒントが得られる場合がある．

例えば，『術直後は上がっていたけど，次第に下がってきた』というケースは，何らかの理由による再発が疑われる．この場合は前医の術式選択を含むテクニカルな問題であることが多く，挙筋群の再固定修復は比較的容易であることが多い．しかしながら『術直後からあまり改善がなかった』というようなケースは要注意である．前医手術のテクニカルな問題のみならず，先天下垂の可能性も検討すべきだからである．そして『他施設で複数回の手術を受けた既往がある』ケースは，おおむね複雑で難解であり，厳重注意である．退行性変化や先天下垂，テクニカルな問題など総合的な評価が必要で，なかでも術後瘢痕や癒着が挙筋機能低下の主原因である場合は重篤である．なぜなら解剖学的修復のみならず，瘢痕の修復も必要になるからである．

#### ＜過挙上・挙げすぎ症候群＞

筆者が挙げすぎ症候群と名付けている，医原性の過挙上症例は決して少なくない．

過挙上には，以下のものが存在する．①挙筋群の過短縮により，開瞼時に瞼縁が角膜上縁よりも頭側に挙がってしまう，いわゆる「びっくり眼」になる．②瞼板周囲の瘢痕や挙筋群の過剰な牽引によって，瞼板の浮き上がりなどの眼表面と瞼板の不適合や，スムースな lid wiping ができず「ドライアイ」「瞬目増加」になる．③挙筋機能を超える極端な物理的短縮や，筋膜移植による前頭筋吊り上げ術の晩発性拘縮などにより，著しい兎眼とともに拘縮による瞼板の屈曲変形を伴う「兎眼」「閉瞼

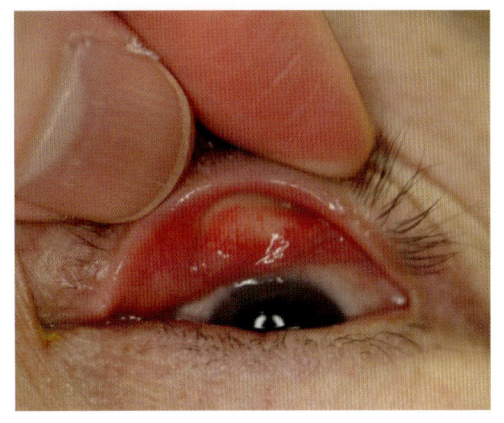

**図 1.**
翻転困難・瞼板変形は過矯正の可能性がある．

不能」になる．

これらは，角膜障害，結膜充血，眼痛，流涙症状の他に，頭痛や肩こりなどの不定愁訴をきたしていることが多い．この過挙上・挙げすぎ症候群の治療は，手術加療のみであり，その内容は，物理的に瞼板/挙筋群間の距離を延ばす，つまり眼瞼延長と，さらには瞼板/挙筋群間の柔軟性を復元させて，眼表面のフィッティングを改善させることである．

#### ＜左右差，重瞼幅の不満＞

「形の不整」「左右差がある」「重瞼幅が気に入らない」など，前医での術後結果に不満を訴えて受診する患者がいる．前医において保険診療で加療された場合に対して修復術を計画することに関しては問題ないが，美容外科手術などの自由診療後である場合は注意する．なぜなら自由診療で実施されて生じた合併症に対して，保険診療での修正術を行うことは厚生労働省より禁止されているからである．混合診療となるため，自身の所属施設と取り扱いについて事前に相談してから受け入れるなどの注意が必要である．

### 2．術中に気をつけること
#### ＜転ばぬ先の杖・難症例の気づきと事前策＞

他院術後の下垂患者に対して，良かれと思って行った再挙上手術が，今度は逆に過挙上・挙げすぎ症候群を作ってしまわないようにするには，以下のことは覚えておきたい．

先天的，または後天的に挙筋伸縮能が低下している症例に対して，過剰に短縮挙上すれば，当然

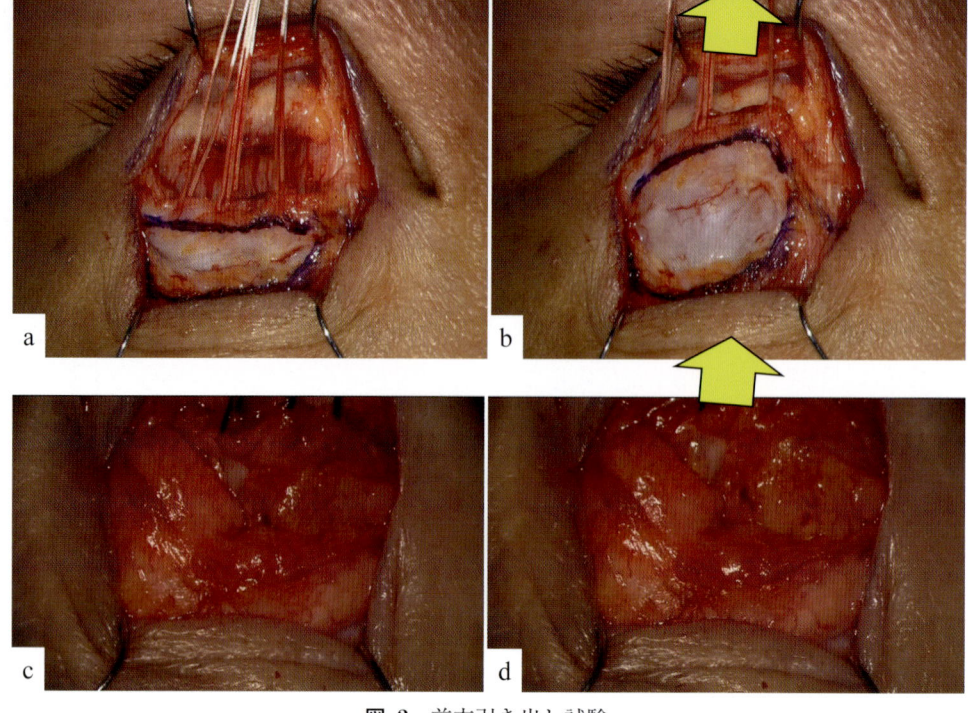

**図 2.** 前方引き出し試験

a, c は制御糸をかけた挙筋群を牽引していない状態. b, d は矢印方向に限界まで牽引した状態. a, b は挙筋群を牽引することにより柔軟に伸展・収縮をする（正常）. c, d は牽引しても挙筋群は全く伸展せず柔軟性を失っている（拘縮）. この場合は, 挙筋から前頭筋に力源を変更し, ゴアテックス® を用いた前頭筋吊り上げ術に術中コンバートする.

閉瞼障害（兎眼）を招く恐れがある. そのため, 術中に「挙筋群の前方引き出し試験：図 2」を行い, 伸展性・収縮性が著しく損なわれていると判断した場合は, 力源を挙筋群から前頭筋に変更し, 前頭筋吊り上げ術にコンバートするほうが安全である. ちなみに筆者は, 吊り上げ材料としてゴアテックス® を用いている.

### 眼瞼内反症手術における私の勘どころ

眼瞼内反症は周知のように高齢者に多く, 下眼瞼の支持組織が脆弱となって生じる. 眼瞼下垂と同様に加齢による退行性変化である. 機序は垂直方向, すなわち capsulopalpebral fascia（CPF）の脆弱化が要因であるものと, 水平方向すなわち内眥靱帯から外眥部までの区間の脆弱化が要因となるものからなり, しばしば両者は混在している.

そのため, 一般的には, 垂直方向の緩みに対しては Jones 変法を単独で, そして水平方向の緩みもあるものは lateral tarsal strip procedure （LTS）を併用して行われることが多い.

### 1. 術前に気をつけること

眼瞼内反, すなわち瞼板が回転している以外の所見を見つけることは重要である.

水平方向の緩みを確認することが最も重要であるが, それ以外にも睫毛乱生がないか？ 結膜の炎症, 瘢痕や癒着などがないか？ などを, 必ずチェックする必要がある.

特に高齢者においては重度の睫毛乱生をしばしば遭遇する. 内反症手術時や, 内反症術後にもかかわらず睫毛乱生が再発しそうな予感, または実際に再発した場合, 部分的（睫毛根ブロック切除）や全長にわたる睫毛根切除（Wojno 法[1]）, 特に睫毛が薄くなった高齢者は目立たない）を検討する. 結膜の瘢痕・癒着は重度の炎症疾患などの既往を意味する. 特にスティーブンス・ジョンソン症候群に伴う内反症や結膜癒着の修復術は, 非常に難渋するので取り扱いになれた施設での加療が望ましい.

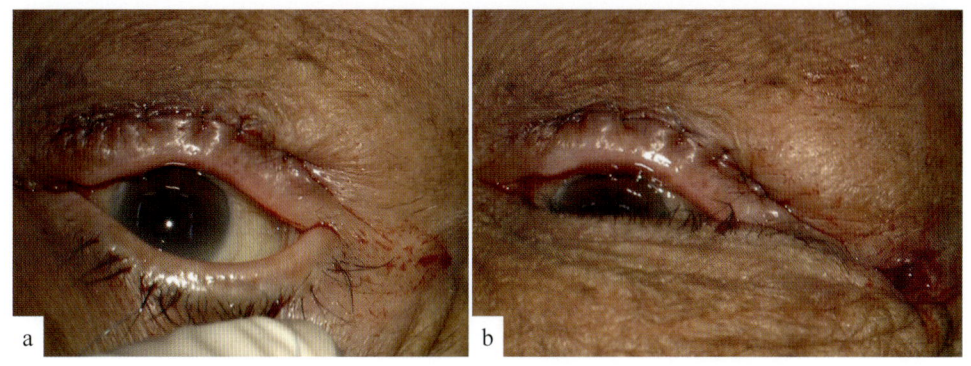

**図 3.** 右 LCP（lateral canthopexy）の術前後（Surgeon's view）
a：内反症手術（Jones 変法）直後．下方への牽引がやや強く，瞼縁が眼表面から離れている．
b：LCP術直後の状態．下涙点が耳側にやや移動，瞼縁が眼表面に密着しているのがわかる．

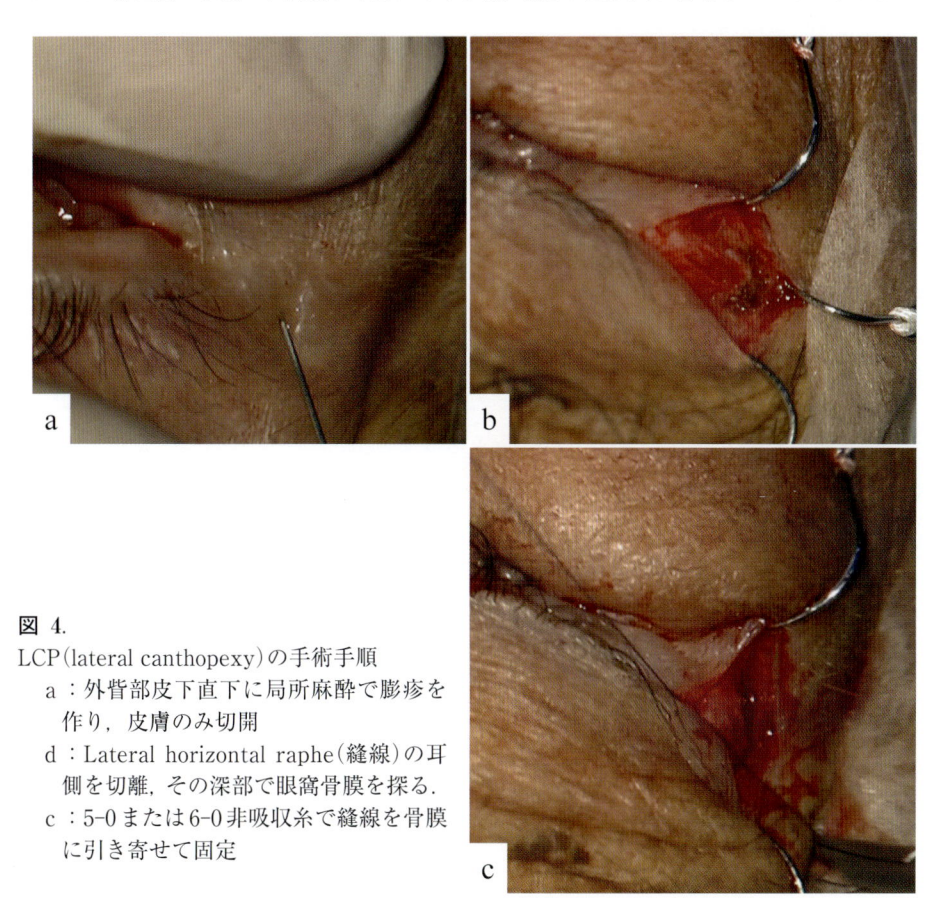

**図 4.**
LCP（lateral canthopexy）の手術手順
　　a：外眥部皮下直下に局所麻酔で膨疹を
　　　作り，皮膚のみ切開
　　d：Lateral horizontal raphe（縫線）の耳
　　　側を切離，その深部で眼窩骨膜を探る．
　　c：5-0 または 6-0 非吸収糸で縫線を骨膜
　　　に引き寄せて固定

## 2．術中に気をつけること

　下眼瞼の解剖学的構造は上眼瞼とほぼ同一であると考えてよい．つまり，下眼瞼内反症手術は上眼瞼の下垂手術のミラーイメージでよいが，違いが 2 点存在する．1 つは対象構造が薄く，小さいため CPF（上眼瞼の挙筋腱膜とミュラー筋の挙筋群に相当）を剖出しにくい点と，もう 1 つは内反症手術によって補強される CPF を介して瞼板を下方へ牽引するベクトルに，上眼瞼手術ではあまり関与しない，重力の影響と水平方向の緩みも加えて考えなければならない点である．

### ＜転ばぬ先の杖・難症例の気づきと事前策＞

　術前診察において，患者の緊張などにより，時に水平方向の緩み具合を誤認する場合がある．そ

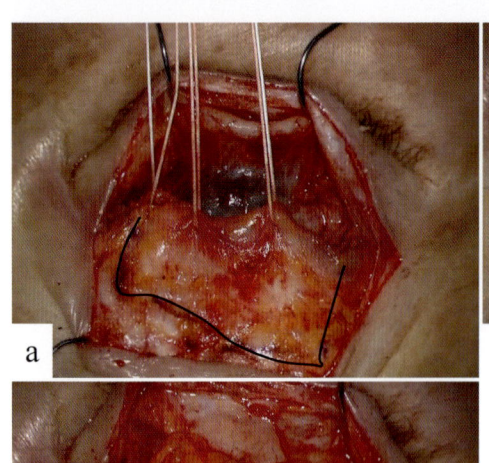
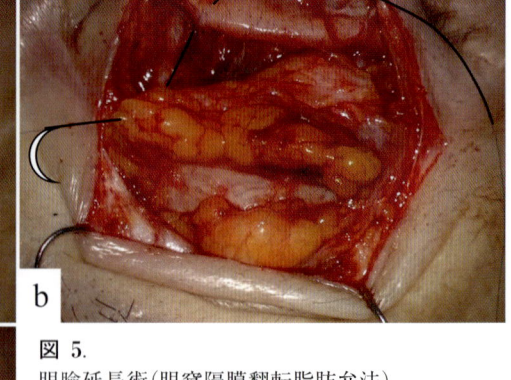

図 5.
眼瞼延長術(眼窩隔膜翻転脂肪弁法)
　a：挙筋群(挙筋腱膜とミュラー筋)と瞼板を完全に切離し，十分なスペースを確保．眼窩隔膜に図のような distal base の flap を作図
　b：作成した眼窩隔膜・脂肪弁を翻転し，瞼板上縁に 7-0 非吸収糸で縫合固定
　c：瞼板と挙筋群の間隙を，脂肪が充填している状態

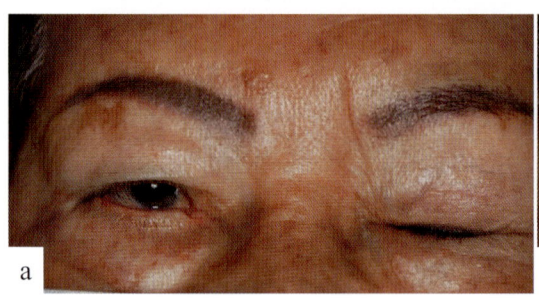

図 6.
顔面神経麻痺に対して，著しい挙筋短縮術が行われて，全く閉瞼不能となった右)兎眼に対して眼瞼延長(眼窩隔膜翻転脂肪弁法)を行った．図5, 6 は同症例
　a：閉瞼時兎眼を示している．
　b：術後閉瞼時(眉毛挙上術を追加実施している)

の結果，垂直方向の短縮 Jones 変法のみを行ってみると，予想以上に瞼縁が下がり，時に内反とは逆に外反ぎみになったり，瞼縁が眼表面から浮いてしまう状態を呈してしまう場合がある．術中に気づいてしまったこのような緊急事態には，筆者は lateral canthopexy(LCP)を追加することで対処している(図3, 4)．

　この方法は，術前診察時に見逃す程度の，軽度の水平方向の緩みであれば，さほど手間もかからず矯正することができる．

　Jones 変法および LCP や LTS を行った後，手術終了とする直前に，必ず睫毛乱生を確認する．そして角膜への影響が出そうな乱生した睫毛がある場合は，スリットナイフを用いてブロック切除を追加して行う．

### 再手術・修復手術における私の勘どころ

#### ＜眼科医こそ覚えておきたい手術・眼瞼延長術＞

　上眼瞼・下眼瞼ともに修復手術のコンセプトは，過剰に短縮された挙筋群(上眼瞼)，CPF(下眼瞼)を延長することによって健全な眼表面を取り戻すことである．つまり，眼痛を伴う角膜障害・流

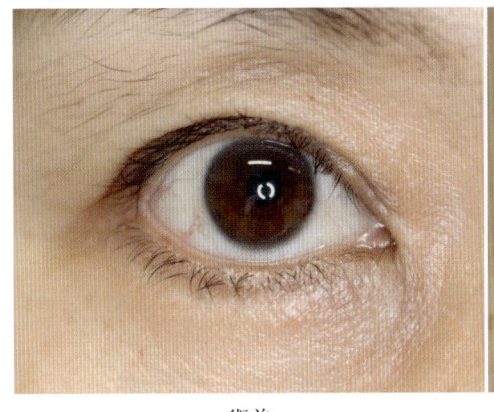 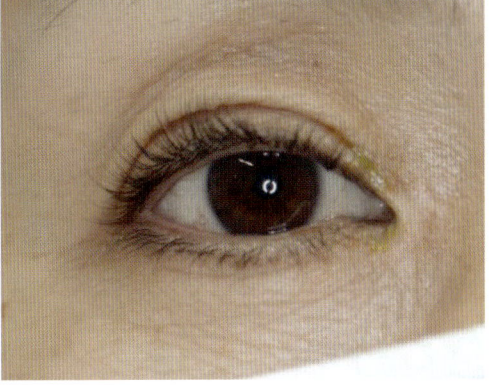

術前　　　　　　　　　　　　　　　術後

**図7.** 上・下眼瞼眼瞼延長の術前後（眼窩隔膜翻転脂肪弁法による）
上下ともに挙げすぎ症候群．眼痛・ひきつれ感・瞬目過多・ドライアイが顕著．重瞼線
および瞼縁の形の変化に注目．術直後から諸自覚症状が消失した．この術式は上眼瞼
のみならず下眼瞼の過牽引症例にも適応可能

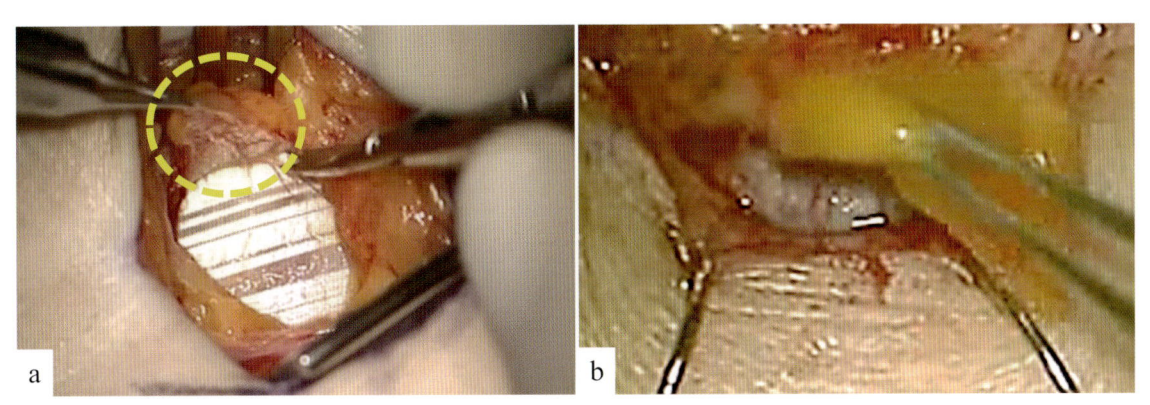

**図8.** 下眼瞼眼瞼延長（遊離脂肪移植）
鼡径部の外腹斜筋筋膜上より perifascial areolar tissue（PAT）と脂肪を採取し（a：黄色破線内），
瞼板と挙筋群の間にスペーサーとして移植している（b）．

涙・術後ドライアイの増悪・瞬目過多（時に頭痛や肩こり）などの眼瞼手術における術後不定愁訴といわれる諸症状の緩和が目的である．

　我々が実際に行っている眼瞼延長術は以下の5つの方法である．

**術後早期（おおむね2週間以内）の場合，**

①再手術によって，挙筋群などを固定している縫合糸を抜糸して，適切な位置に再固定し直す（最も低侵襲な修復術）．

**術後1か月以上経過した場合**は，以下の通りである．

②挙筋群と瞼板の固定を切離して，そのまま閉創する（術後拘縮し過挙上再発しやすい）．

③眼窩隔膜翻転脂肪弁法[2]：眼窩隔膜に付随する脂肪，もしくは腱膜前脂肪体を可能な限り血流と保ったまま下方に翻転するように移動させて，瞼板と挙筋群の間にスペーサーとして介在させるようにする．なお，本法は下眼瞼にも応用できる．すなわち，CPFを過剰に短縮された場合に対する延長方法は，瞼板と翻転脂肪弁をCPFとの間に介在させる（安定した治療結果が見込めるため，筆者のファーストチョイスである：図5〜7）．

④遊離脂肪移植法：健常な眼瞼脂肪が少ない，過挙上が著しい，複数回の手術歴があるなど，有効な脂肪弁を作成することが難しい場合は，脂肪移植を行っている．鼡径部の筋膜直上に存在する血管網に富む疎性結合織 perifascial areo-

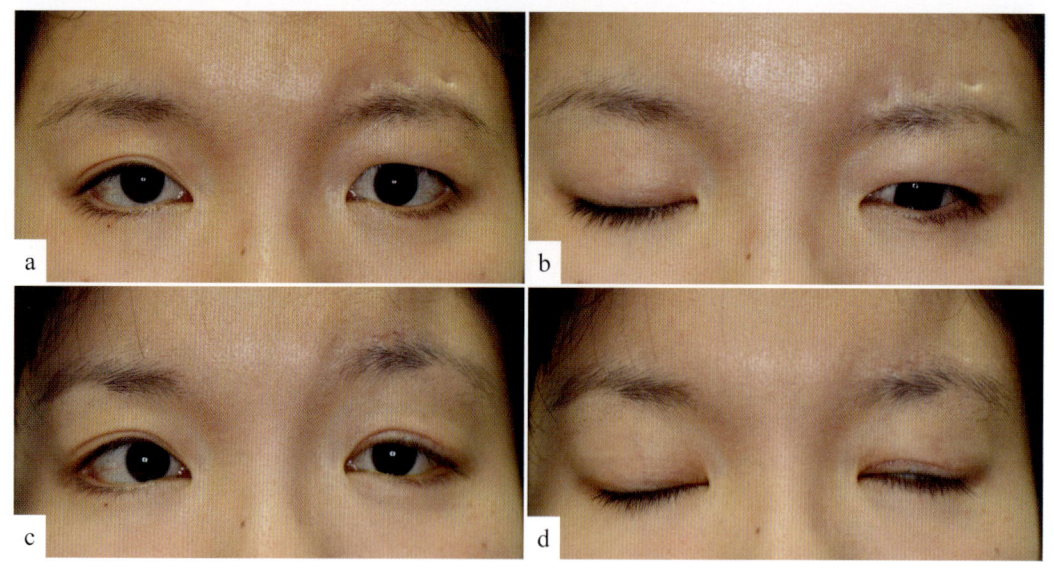

**図 9.** 筋膜による前頭筋吊り上げ後の晩発性過挙上
a, b は術前の, c, d は術後 6 か月後の開瞼時, 閉瞼時. 著しい兎眼のため, 夜間は眼軟膏とアイパッチを使用していた. 移植筋膜および瘢痕の摘出と脂肪移植によって症状改善

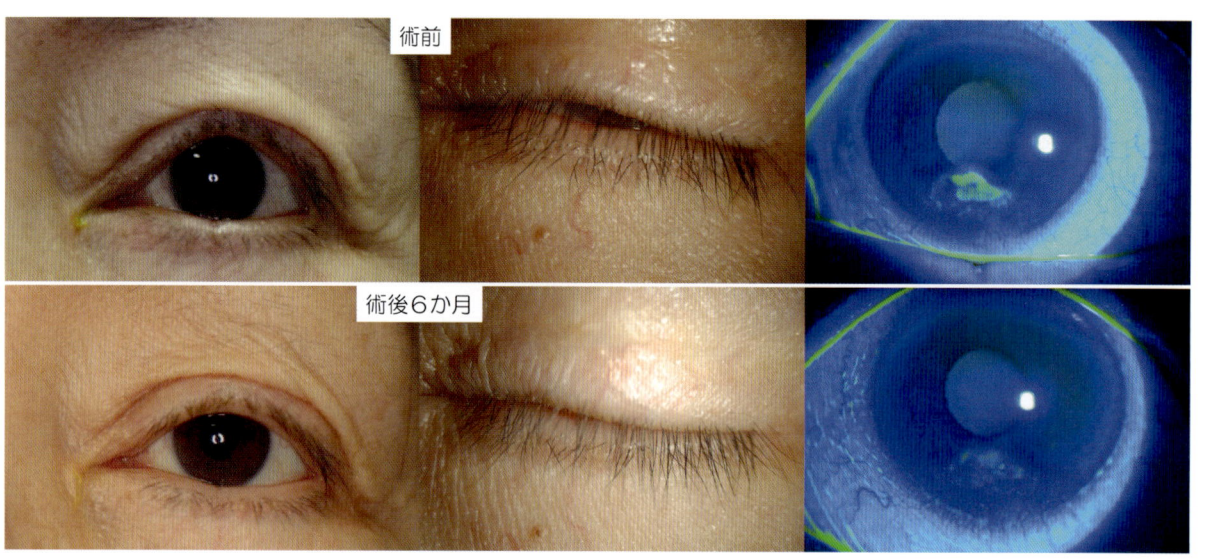

**図 10.** 眼瞼延長術(PAT 脂肪移植)の術前後の変化
瞼板周囲の瘢痕・拘縮を解除し, 鼡径部から採取した脂肪を移植して, 術後 6 か月である.
過挙上だった眼瞼が下がり, 術前の角膜障害と疼痛, 流涙, 瞬目過多が消失した.

lar tissue(PAT)とその直上の脂肪を採取して使用する[3](PAT 脂肪は, 脂肪組織単体を移植した場合よりも生着率が高く, 筆者は円滑な可動が必須な外眼筋と眼窩の癒着剝離時にも用いている. 眼瞼部以外の皮膚切開ができることが必要:図 8).

⑤筋膜切除および PAT 脂肪移植, 先天下垂や重度の眼瞼下垂に対して, 筋膜移植による前頭筋吊り上げ術は広く行われている. しかし, 稀に晩発性拘縮(術後数年〜十数年)が生じ, 過剰に眼瞼を挙上, 時に瞼板が屈曲変形してしまうほどの兎眼を形成することがある. このような症例に対しては, 線維・瘢痕化した移植筋膜の切除, および PAT 脂肪移植が有用である(眼形成専門施設での加療が望ましい:図 9).

これらの眼瞼延長術は，物理的に眼瞼を延長することはもちろん，脂肪組織を介在させることで瘢痕によって硬化した瞼板周囲組織を柔軟化し，瞼板と角膜のフィッティングが改善し涙液層や角膜障害の改善が期待できるというメリットがある（図 10）．

## 最後に

　眼瞼下垂手術や内反症手術は，所詮わずか数ミリ変化させるだけで劇的に改善できる素晴らしい手術であるが，一方ではその数ミリのために日々苦しんでいる患者もいることを忘れないようにしたい．

## 文　献

1) Wojno TH：Lid splitting with lash resection for cicatricial entropion and trichiasis. Ophthalmic Plast Reconstr Surg, **8**：287-289, 1992.
   *Summary* 睫毛乱生の最終手段．睫毛列ごとまとめて切除する方法を示した文献．
2) Watanabe A, Shams PN, Katori N, et al：Turnover orbital septal flap and levator recession for upper-eyelid retraction secondary to thyroid eye disease. Eye, **27**：1174-1179, 2013.
   *Summary* 眼瞼延長のファーストチョイスの手術方法を示した文献．
3) Kamisasanuki T, Katori N, Kasai K, et al：Adhesiotomy with grafting of fat and perifascial areolar tissue for adhesions of extraocular muscles after trauma or surgery. Graefes Arch Clin Exp Ophthalmol, **252**：829-836, 2014.
   *Summary* 瘢痕性癒着を剥離したのち，PAT 付き脂肪を介在させる方法を示した文献．

臨床実習で役立つ

# 形成外科診療・救急外来処置 ビギナーズマニュアル

## ―日医大形成外科ではこう学ぶ!―

**編集　小川　令**　日本医科大学形成外科主任教授

2021 年 4 月発行　B5 判　オールカラー　定価 7,150 円（本体価格 6,500 円＋税）　306 頁

臨床の現場で活きる診察法から基本的な処置法・手術法を日医大形成外科の研修法で網羅した入門書。各疾患の押さえておくべきポイント・注意事項が箇条書き記述でサッと確認でき、外科系医師にも必ず役立つ一書です。

**約 120 問の確認問題で医学生の国家試験対策にもオススメ!**

**目次**

### I. 外来患者の基本的診察法

### II. 基本的外来処置法

### III. 基本的手術法

内容紹介動画もぜひご覧ください!

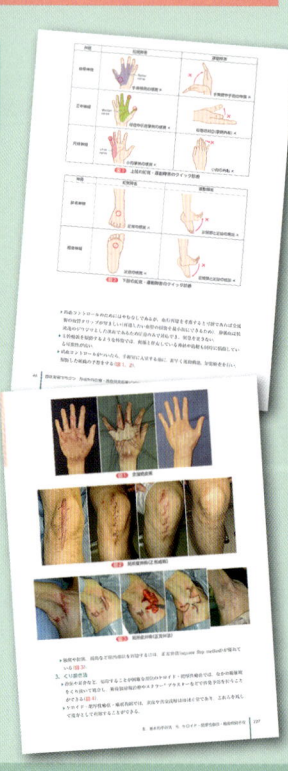

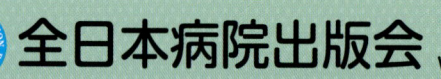

**全日本病院出版会**　〒113-0033 東京都文京区本郷 3-16-4　Tel：03-5689-5989
www.zenniti.com　Fax：03-5689-8030

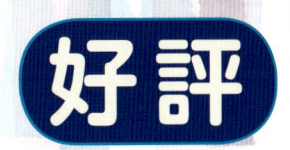

大好評書の改訂版!!

# イチからはじめる
# 美容医療機器の理論と実践 改訂第2版

著 宮田成章

みやた形成外科・皮ふクリニック　院長

2021年4月発行　B5判　オールカラー
定価 7,150円(本体 6,500円＋税)

イマイチわからなかった、**レーザー**、**高周波**、**超音波**の仕組みや、美容医療の基礎から臨床の実際までを幅広く、丁寧に扱う本書。大好評の第1版から「**理論**」&「**実践**」ともにさらにボリュームアップし、新項目として「**ピコ秒レーザー**」や「**痩身治療**」も追加いたしました。
ページの各所にちりばめられたこぼれ話、業界話や診療に役立つコラムもさらに充実し、美容医療を**イチから**学びたい方はもちろん、すでに美容医療を行っている方々にも必携の教科書です。

## 主な目次

### 総論
I　違いのわかる美容医療機器の基礎理論
II　人体におけるレーザー機器の反応を知る
III　料理をベースに美容医療を考えてみよう
IV　肌状態から考える治療方針・適応決定
V　各種治療器
　レーザー・光：波長による分類
　レーザー・光：パルス幅による分類
　高周波
　超音波
　そのほか

### 治療
I　ほくろに対するレーザー治療の実際
II　メラニン性色素疾患に対する治療
III　シワやタルミの機器治療
IV　毛穴・キメや肌質に対する治療
V　痤瘡後瘢痕の機器治療
VI　レーザー脱毛
VII　痩身治療
VIII　最新の機器に対する取り組み

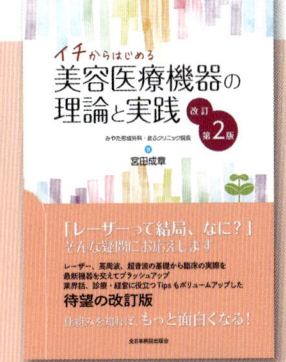

詳しい目次はこちら

 全日本病院出版会

〒113-0033 東京都文京区本郷 3-16-4　Tel:03-5689-5989
www.zenniti.com　Fax:03-5689-8030

# FAX による注文・住所変更届け

改定：2024 年 1 月

　毎度ご購読いただきましてありがとうございます.

　読者の皆様方に弊社の本をより確実にお届けさせていただくために，FAX でのご注文・住所変更届けを受けつけております. この機会に是非ご利用ください.

## ◎ご利用方法

　FAX 専用注文書・住所変更届は，そのまま切り離して FAX 用紙としてご利用ください. また，注文の場合手続き終了後，ご購入商品と郵便振替用紙を同封してお送りいたします. **代金が税込 5,000 円をこえる場合，代金引換便とさせて頂きます.** その他，申し込み・変更届けの方法は電話，郵便はがきも同様です.

## ◎代金引換について

　代金が税込 5,000 円をこえる場合，代金引換とさせて頂きます. 配達員が商品をお届けした際に，現金またはクレジットカード・デビットカードにて代金を配達員にお支払い下さい(本の代金＋消費税＋送料). (※年間定期購読と同時に 5,000 円をこえるご注文を頂いた場合は代金引換とはなりません. 郵便振替用紙を同封して発送いたします. 代金後払いという形になります. 送料は，定期購読を含むご注文の場合は弊社が負担します)

## ◎年間定期購読のお申し込みについて

　年間定期購読は，1 年分を前金で頂いておりますため，代金引換とはなりません. 郵便振替用紙を本と同封または別送いたします. 送料弊社負担，また何月号からでもお申込み頂けます.

　毎年末，次年度定期購読のご案内をお送りいたしますので，定期購読更新のお手間が非常に少なく済みます.

## ◎住所変更届けについて

　年間購読をお申し込みされております方は，その期間中お届け先が変更します際，必ずご連絡下さいますようよろしくお願い致します.

## ◎取消，変更について

　取消，変更につきましては，お早めに FAX，お電話でお知らせ下さい.

　返品は，原則として受けつけておりませんが，返品の場合の郵送料はお客様負担とさせていただきます. その際は必ず弊社へご連絡ください.

## ◎ご送本について

　ご送本につきましては，ご注文がありましてから約 1 週間前後とみていただきたいと思います.

## ◎個人情報の利用目的

　お客様から収集させていただいた個人情報，ご注文情報は本サービスを提供する目的(本の発送，ご注文内容の確認，問い合わせに対しての回答等)以外には利用することはございません.

　その他，ご不明な点は弊社までご連絡ください.

株式会社 全日本病院出版会　〒113-0033 東京都文京区本郷 3-16-4-7 F

電話 03(5689)5989　FAX03(5689)8030　郵便振替口座 00160-9-58753

# FAX 専用注文書

年　　月　　日

| ○印 | MB　OCULISTA 5周年記念書籍 | 定価(税込) | 冊数 |
|---|---|---|---|
| | すぐに役立つ眼科日常診療のポイント—私はこうしている— | 10,450 円 | |

(本書籍は定期購読には含まれておりません)

| ○印 | MB　OCULISTA | 定価(税込) | 冊数 |
|---|---|---|---|
| | 2025 年 1 月～12 月定期購読（送料弊社負担） | 41,800 円 | |
| | 2024 年バックナンバーセット(No. 130～141：計 12 冊)(送料弊社負担) | 41,800 円 | |
| | 2023 年バックナンバーセット(No. 118～129：計 12 冊)(送料弊社負担) | 41,800 円 | |
| | No. 132　眼科検査機器はこう使う！ 増大号 | 5,500 円 | |
| | No. 120　今こそ学びたい！眼科手術手技の ABC 増大号 | 5,500 円 | |
| | No. 108　「超」入門 眼瞼手術アトラス—術前診察から術後管理まで— 増大号 | 5,500 円 | |
| | No. 96　眼科診療ガイドラインの活用法 増大号 | 5,500 円 | |
| | MB　OCULISTA バックナンバー（号数と冊数をご記入ください） | | |
| | No.　　　/　　　冊　　No.　　　/　　　冊　　No.　　　/　　　冊 | | |
| | No.　　　/　　　冊　　No.　　　/　　　冊　　No.　　　/　　　冊 | | |

| ○印 | PEPARS | 定価(税込) | 冊数 |
|---|---|---|---|
| | 2025 年 1 月～12 月定期購読（送料弊社負担） | 42,020 円 | |
| | PEPARS No. 195 顔面の美容外科 Basic & Advance 増大号 | 6,600 円 | |
| | PEPARS No. 171 眼瞼の手術アトラス—手術の流れが見える— 増大号 | 5,720 円 | |
| | PEPARS バックナンバー（号数と冊数をご記入ください） | | |
| | No.　　　/　　　冊　　No.　　　/　　　冊　　No.　　　/　　　冊 | | |
| | No.　　　/　　　冊　　No.　　　/　　　冊　　No.　　　/　　　冊 | | |

| ○印 | 書籍 | 定価(税込) | 冊数 |
|---|---|---|---|
| | 角膜テキスト臨床版—症例から紐解く角膜疾患の診断と治療— | 11,000 円 | |
| | ファーストステップ！子どもの視機能をみる—スクリーニングと外来診療— | 7,480 円 | |
| | ここからスタート！眼形成手術の基本手技 | 8,250 円 | |
| | 超アトラス 眼瞼手術—眼科・形成外科の考えるポイント— | 10,780 円 | |

| お名前 | フリガナ　　　　　　　　　　　　　　　　　　㊞ | 診療科 |
|---|---|---|

| ご送付先 | 〒　　　－ <br><br> □自宅　　　□お勤め先 |
|---|---|

| 電話番号 | □自宅　　　□お勤め先 |
|---|---|

雑誌・書籍の申し込み合計 5,000 円以上のご注文は代金引換発送になります

—お問い合わせ先—
㈱全日本病院出版会営業部
電話 03(5689)5989

FAX 03(5689)8030

年　　月　　日

## 住 所 変 更 届 け

| お 名 前 | フリガナ |
|---|---|
| お客様番号 | （記入欄）　毎回お送りしています封筒のお名前の右上に印字されております8ケタの番号をご記入下さい。 |
| 新お届け先 | 〒　　　　　都道府県 |
| 新電話番号 | （　　　　　） |
| 変更日付 | 年　　月　　日より　　　　月号より |
| 旧お届け先 | 〒 |

※ 年間購読を注文されております雑誌・書籍名に✓を付けて下さい。

☐ Monthly Book Orthopaedics （月刊誌）

☐ Monthly Book Derma. （月刊誌）

☐ Monthly Book Medical Rehabilitation （月刊誌）

☐ Monthly Book ENTONI （月刊誌）

☐ PEPARS （月刊誌）

☐ Monthly Book OCULISTA （月刊誌）

FAX 03-5689-8030

全日本病院出版会行

# Monthly Book OCULISTA バックナンバー一覧

通常号 3,300 円（本体 3,000 円＋税）　　　増大号 5,500 円（本体 5,000 円＋税）

2025.1. 現在

各目次等の詳しい内容はホームページ(www.zenniti.com)をご覧ください.

次号予告（3 月増大号）

## 眼科医が知っておくべき
## 糖尿病網膜症の診療ストラテジー

編集企画／山形大学教授　　　　　　杁本　昌彦

Monthly Book OCULISTA　No. 143

2025 年 2 月 15 日発行（毎月 15 日発行）
　　定価は表紙に表示してあります.
　　　　　　Printed in Japan

© ZEN・NIHONBYOIN・SHUPPANKAI, 2025

発行者　　末　定　広　光
発行所　　株式会社　全日本病院出版会
〒 113-0033　東京都文京区本郷 3 丁目 16 番 4 号 7 階
　　　　電話（03）5689-5989　Fax（03）5689-8030
　　　　郵便振替口座 00160-9-58753
印刷・製本　三報社印刷株式会社　　　電話（03）3637-0005
広告取扱店　㈱メディカルブレーン　　電話（03）3814-5980